THE SCIENCE OF MTA
Understanding Material and Clinical Technique

検証
MTA
マテリアルと臨床テクニックのすべて

福西一浩／今里　聡　編著

クインテッセンス出版株式会社　2018
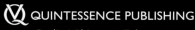
Berlin | Chicago | Tokyo
Barcelona | London | Milan | Mexico City | Moscow | Paris | Prague | Seoul | Warsaw
Beijing | Istanbul | Sao Paulo | Zagreb

本書のはじめに

わが国の市場にMineral Trioxide Aggregate (MTA)が登場したのは，2007年4月のことで，もう10年以上も前になる．当初発売されたMTAは，「ProRoot MTA」のグレー色のものであったが，コンポジットレジン修復の色調に悪影響を与えるため，審美性が重視される部分では使用できないという問題があり，その後，ホワイト色のタイプに置き換えられたという経緯がある．

現時点では，わが国におけるMTAの適応は直接覆髄のみとなっているが，実際には，穿孔部の封鎖，根管充填，断髄・アペクソジェネシス，アペキシフィケーション，歯根破折への対応，逆根管充填，内部・外部吸収の治療など多岐にわたる．とくに米国では，むしろ直接覆髄以外の症例で多用されているのが実情である．MTAが開発されるまでは，前述のような症例には，水酸化カルシウムや接着性レジン(「スーパーボンド」を含む)，グラスアイオノマーセメントなどが用いられてきた．従来の材料であっても，それぞれが有する特性を十分に活かすことで治療の目的の多くを達成できることは歴史が物語っており，それらの有用性を軽視することはできない．それでも，MTAが登場したことによって，第一選択となる材料が変わってきたことは事実である．では，はたしてMTAは，従来から使用されてきた材料にとって代わる夢の材料なのだろうか．

「ProRoot MTA」には，エックス線不透過性を付与するために酸化ビスマスが配合されている．この酸化ビスマスは，血液と反応することで歯質を黒変することがわかっている．直接覆髄材として用いる場合，硬化までの間に微出血が生じることは避けられず，その結果，時間の経過とともに歯質が黒変していくことを経験した歯科医師も少なからずいると思う．こういったことから，酸化ビスマスに代わる成分を配合することで，その欠点を補う製品が登場してきた．

さらに，初めてMTAを使った歯科医師が一様に感じたのは，操作性の悪さである．ちょっとした混水比の違いによって硬さに大きな差が生じ，また，適度な硬さを保っている時間が限られる．そのため，最近は，適度な粘度に調整・保持ができ，操作時間も長くなっている製品も登場している．硬化時間についても，「ProRoot MTA」では3〜4時間を要するが，後発の製品では短くなっているものが多い．

このように「ProRoot MTA」の改良を謳ったいくつかの製品が登場しているが，現在までに発表されている論文の多くが「ProRoot MTA」を対象としていることから，科学的エビデンスに基づいた治療を重視する意味で，本書で紹介する症例では，そのほとんどにおいて「ProRoot MTA」を使用したものを採用した．

本書では，**MTAという材料を客観的に評価し，従来の材料との比較も含めて解説**している．また，臨床家のために，前述の**操作性の問題などを克服し，MTAの特性を十分に発揮させるためのテクニック**についても解説している．わが国で承認されている適用範囲を超えた症例においては，患者さんに十分な説明を行い，理解と同意を得て使用していることを申し添えたい．本書がMTAを適用する際の指標となり，臨床の場で正当性をもって使用するための指針となることを願っている．

2018年1月
福西一浩，今里　聡

CONTENTS

本書のはじめに 2
編著者略歴 5
編著者名一覧 6

PART 1　マテリアル

CHAPTER 1　MTAの基本特性　7
- 1-1　組成と物理・化学的性質 8
- 1-2　造影性 11
- 1-3　生体親和性 11
- 1-4　硬組織誘導能 12
- 1-5　歯質との結合性 13
- 1-6　抗菌性 14
- lecture 1　現在わが国で市販されているさまざまなMTA系セメント ... 16

CHAPTER 2　MTAの基本の使用法　20
- 2-1　MTAの問題点 20
- 2-2　使用器具 21
- 2-3　MTAの取り扱いのポイント 23

PART 2　臨床テクニック

CHAPTER 3　直接覆髄　28
- 3-1　歯髄保存の原則 28
- 3-2　直接覆髄か断髄か 34
- 3-3　直接覆髄に用いられる材料 36
- 3-4　MTAを用いた直接覆髄の術式 43

CHAPTER 4　根管充填　49
- 4-1　適応と禁忌 49
- 4-2　根管充填の方法 50
- 4-3　MTAによる根管充填の注意点 53
- 4-4　MTAによる根管充填の臨床例 54

CHAPTER 5　穿孔の封鎖　　60

- **5-1**　穿孔の分類と封鎖の基本概念　60
- **5-2**　穿孔の診断　61
- **5-3**　歯頸部付近の穿孔の原因と処置法　62
- **5-4**　髄床底の穿孔の原因と処置法　70
- **5-5**　湾曲歯根内側面の穿孔の原因と処置法　74
- **5-6**　根尖部付近の穿孔の原因と処置法　77
- **5-7**　MTA，「スーパーボンド」，水酸化カルシウム製剤の使い分け　79

CHAPTER 6　アペクソジェネシスとアペキシフィケーション　82

- **6-1**　歯根の発育成長と根尖部の治癒　86
- **6-2**　アペクソジェネシス　87
- **6-3**　アペキシフィケーション　90

CHAPTER 7　歯根破折への対応　97

- **7-1**　歯根破折の分類　97
- **7-2**　歯根破折の診査法　100
- **7-3**　診断と治療方針　100
- **7-4**　MTAを用いた歯根破折の治療　102

CHAPTER 8　逆根管充填　105

- **8-1**　難治性根尖性歯周炎の原因　105
- **8-2**　難治性根尖性歯周炎に対する処置――歯根端切除術　106
- **8-3**　歯根端切除術の術式　107
- **8-4**　逆根管充填材　109
- **8-5**　MTAの充填法　110

CHAPTER 9　内部吸収・外部吸収の治療　117

- **9-1**　内部吸収の病態と病因論　117
- **9-2**　外部吸収の病態と病因論　118
- **9-3**　内部吸収と外部吸収の鑑別診断　119
- **9-4**　内部吸収と外部吸収の治療方法　120

さくいん　125

編著者略歴

ふくにしかずひろ
福西一浩

1961年　大阪府に生まれる
1986年　大阪大学歯学部卒業
1997年　福西歯科クリニック開院
2008年　5-DJapan(石川知弘，北島一，船登彰芳，南昌宏とともに)設立
2009年　医療法人宝樹会設立

主な著書

月星光博，福西一浩．治癒の歯内療法　新版．東京：クインテッセンス出版，2010（共編著）．

Martin Trope，福西一浩，月星光博．歯内療法の潮流を探る:Part1　側方加圧根管充填と垂直加圧根管充填．the Quintessence 2003；22（6）：1241．

福西一浩，月星光博，Martin Trope．歯内療法の潮流を探る:Part2　難治性根尖性歯周炎について．the Quintessence 2003；22（7）：1479-1492．

Mahmoud Torabinejad・著，福西一浩・訳，月星光博・監訳．NEW CONCEPT　MTAのよりよい臨床応用を探る　PART1　Dr. Torabinejadの臨床像から国内での適応症を占う：MTAの臨床応用．the Quintessence 2007；26（9）：48．

福西一浩，月星光博．NEW CONCEPT　MTAのよりよい臨床応用を探る　PART2：Dr. Torabinejadの臨床像から国内での適応症を占うMTAの直接覆髄への臨床応用．the Quintessence 2007；26（12）：61．

福西一浩．MTAを用いた逆根管充填におけるMicro-Apical Placementシステムの有効性．In：別冊the Quintessence　YEAR BOOK 2014　今だからこそ押さえておきたい！　世界の歯内療法の潮流，2014：130-131．

福西一浩，牛窪敏博，寺本昌司．その歯，本当に抜くんですか？　インプラント治療，歯内療法，それぞれの抜歯基準．Quintessence dental implantology 2014；21（1）：20-52．

Imazato S, Fukunishi K. Potential efficacy of GTR and autogenous bone graft for autotransplantation to recipient sites with osseous defects : evaluation by re-entry procedure. Dental Traumatol 2004; 20 (1): 42-47.

ほか，訳書・著書・論文多数

いまざとさとし
今里　聡

1961年　兵庫県に生まれる
1986年　大阪大学歯学部卒業
1991年　大阪大学歯学部歯科保存学講座助手
1993～94年　英国ニューカッスル大学歯学部客員研究員
1999年　大阪大学歯学部歯科保存学講座助教授
2000年　大阪大学大学院歯学研究科歯科保存学教室助教授
2011年　大阪大学大学院歯学研究科歯科理工学教室教授

主な著書

今里　聡・監修，林　美加子，伊藤　中・編．削るう蝕，削らないう蝕．東京：クインテッセンス出版，2013．

福西一浩，今里　聡，南　昌宏．新世代の修復材料：クリアフィルマジェスティとクリアフィルメガボンドFA．In：松村英雄，田上順次・監修．別冊the Quintessence　接着YEAR BOOK 2006．クインテッセンス出版，2006；21-28．

今里　聡．抗菌性を備えた新次元の接着システム：時代は強い接着から二次う蝕のリスク低減へ．In：今日の歯科事情を考える：予防歯科・歯内療法・修復治療・画像診断．東京：クインテッセンス出版，2007；109-117．

今里　聡．抗菌性モノマー配合プライマー．In：吉江弘正・監修．イラストで語る歯科医学最前線．東京：クインテッセンス出版，2013；61-64．

今里　聡．Dental Material　いま，この材料が知りたい！[2]　バイオアクティブな歯科材料「ジャイオマー」．the Quintessence 2017；36：106-107．

Imazato S. Bio-active restorative materials with antibacterial effects: new dimension of innovation in restorative dentistry. Dent Mater J 2009; 28: 11-19.

Imazato S, Chen J-H, Ma S, Izutani N, Li F. Antibacterial resin monomers based on quaternary ammonium and their benefits in restorative dentistry. Japanese Dental Science Review 2012; 48: 115-125.

Imazato S, Ma S, Chen J-H, Xu HH. Therapeutic polymers for dental adhesives: loading resins with bio-active components. Dent Mater 2014; 30: 97-104.

ほか，訳書・著書・論文多数

編著者名一覧

編著
福西一浩　　大阪府・福西歯科クリニック
今里　聡　　大阪大学大学院歯学研究科歯科理工学教室教授

著
泉　英之　　滋賀県・西本歯科医院
牛窪敏博　　大阪府・U'zデンタルクリニック
吉田健二　　大阪府・福西歯科クリニック

各CHAPTERの著者名一覧

CHAPTER 1　今里　聡	**CHAPTER 6**　泉　英之
CHAPTER 2　牛窪敏博	**CHAPTER 7**　牛窪敏博
CHAPTER 3　泉　英之	**CHAPTER 8**　福西一浩
CHAPTER 4　吉田健二	**CHAPTER 9**　牛窪敏博
CHAPTER 5　福西一浩	

PART 1
マテリアル

CHAPTER 1

MTA の基本特性

　Mineral Trioxide Aggregate(MTA)は，1990年代初頭に Loma Linda 大学の Torabinejad らによって開発され，1998年に FDA(米国食品医薬品局)の認可を受けて「ProRoot MTA」(Dentsply/Tulsa)として市販が開始された．米国では，直接覆髄，断髄，アペキシフィケーション，逆根管充填，穿孔部の封鎖など，多用途での使用が認められているが，わが国では，直接覆髄剤として承認を受ける形で2007年4月に上梓された．

　「ProRoot MTA」の登場以後，さまざまなタイプの MTA 系セメントが開発され，現在では多くの種類の製品が入手可能となっている．ここでは，これまでに多量の研究データが蓄積されてきた「ProRoot MTA」を中心に，その基本特性を解説する．

1-1　組成と物理・化学的性質

組成

　「ProRoot MTA」(以下，MTA)はケイ酸カルシウムを基本とする無機セメントである(**表1**)．土木・建築用のコンクリートやモルタルの材料として使用されているポルトランドセメントとほぼ同一のものであるが，石膏やアルミニウム化合物の割合を少なくし，粒径を小さく均一にして生体に用いるのに適した材料にモディファイされている．また，歯科治療に使用するにあたって，造影剤として酸化ビスマスが添加されている．当初発売されたのは，いわゆる「ProRoot MTA(Gray)」であったが，審美性の点から，鉄酸化物を除いた「ProRoot MTA(White)」が後に市販された(**図1a，b**)．わが国では後者のみが発売されている．

表1 ProRoot MTA の組成．

成分	重量%
■ ケイ酸三カルシウム $3CaO \cdot SiO_2$ ■ ケイ酸二カルシウム $2CaO \cdot SiO_2$ ■ アルミン酸三カルシウム $3CaO \cdot Al_2O_3$ ■ 鉄アルミン酸四カルシウム $4CaO \cdot Al_2O_3 \cdot Fe_2O_3$	75
■ 硫酸カルシウム(石膏) $CaSO_4 \cdot 2H_2O$	5
■ 酸化ビスマス Bi_2O_3	20

注)鉄アルミン酸四カルシウムは ProRoot MTA(Gray)のみが含有

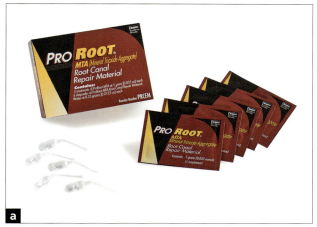

図1a, b　ProRoot MTA Gray（**a**）と White（**b**）．

硬化機序

　MTA は水硬性で，滅菌水と混和することで水和反応が生じ，硬化する（**図2**，**3**）．すなわち，MTA を構成する無機質酸化物が水や種々のイオンと反応してさまざまな水和物が生成され，最終的に各種の結晶からなる硬化体が形成される．そのため，十分な硬化には3～4時間を要する（製造社による硬化時間の公表値は2時間45分）．

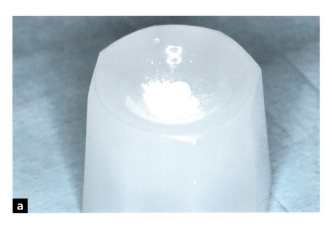

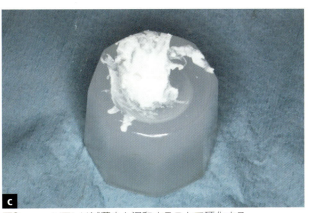

図2a～c　MTA は滅菌水と混和することで硬化する．

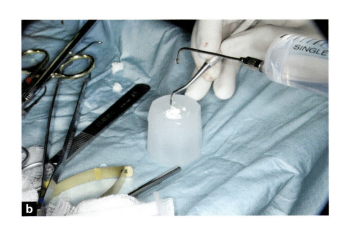

$$2(3CaO \cdot SiO_2) + 6H_2O$$
$$\rightarrow 3CaO \cdot 2SiO_2 \cdot 3H_2O + 3Ca(OH)_2$$

$$2(2CaO \cdot SiO_2) + 4H_2O$$
$$\rightarrow 3CaO \cdot 2SiO_2 \cdot 3H_2O + Ca(OH)_2$$

図3　MTA の水和反応．

機械的強度

Torabinejadら[1]は，MTAが，水中浸漬24時間後で40MPa，21日後で約67MPaの圧縮強さを示すと報告しており，その他のいくつかの研究でもほぼ同様の数値が示されている．これらの値は，欧米で逆根管充填に頻用されてきた「Super EBA」(Bosworth)や「IRM」(Intermediate Restorative material, Dentsply/Caulk)などの**強化型酸化亜鉛ユージノールセメントとほぼ同等のレベル**である(**表2**)．水酸化カルシウムセメントである「Dycal」(Dentsply)の24時間後の圧縮強さは約28MPa(製造社公表値)であり，機械的強度はMTAのほうがすぐれているといえる．

表2 MTAとその他のセメントの機械的強度の比較．

	圧縮強さ(MPa)	
	24時間後	21日後
ProRoot MTA	40.0 ± 4.4	67.3 ± 6.6
Super EBA	60.0 ± 5.5	78.1 ± 9.3
IRM	52.2 ± 3.4	57.4 ± 5.9

6試料の平均値 ±SD
＊参考文献1より引用

溶解性

溶解性の評価は，被験試料の硬化状態や実験条件によって結果が異なりやすいが，硬化時間の長いMTAでは，とくに研究報告の結果が一様でない．たとえばTorabinejadら[1]は，MTAを硬化後に水中浸漬しても21日後まで重量変化がなく，**ほとんど溶解しない**と述べている．

その一方で，Fridlandら[2,3]は，ISO規格(ISO6876)に則った方法でMTAの溶解性を測定し，0.33の標準粉液比(粉1gに対して水0.33mL)で混和した場合，24時間水中浸漬後の溶解率は2.83%であり，78日後では24.02%であったと報告している．ただし，液に対して粉を多めにすると溶解性が低下し，たとえば0.28の粉液比では，78日後の溶解率は16.13%である[2,3]ことから，粉液比を調整することによって比較的容易に溶解性を変化させうる材料であるといえる．

なお，溶解性の測定は，水中浸漬による重量変化を基準にするのが一般的であるが，後述するように，たとえばMTAを生体疑似液などに浸漬すると，時間経過とともに表面にリン酸カルシウムが析出して重量の増加が生じる．したがって，MTAを始めとする石灰化誘導能を有する材料に関しては，蒸留水への浸漬による溶解性の評価は臨床的にあまり意味がないという意見もある．

pH値およびCa徐放能

MTA硬化体には，水和反応による硬化過程で生成された水酸化カルシウムが含まれ(**図3**)，水分と接触するとその溶出が生じる．したがって，MTAは，**水分との接触でアルカリ性を示す**材料である．ただし，どの程度強いアルカリ環境をもたらすかについてはやや不明なところがある．

いくつかの報告では，硬化したMTAを水中に浸漬すると，数時間後には液のpH値が12近くになるとされている[1,2]．しかし，Duarteら[4]によると，3時間浸漬後のpHは9.3程度であり，7日間経過後もこの値にあまり変化が生じていない．こういった結果の違いは，溶解性試験の場合と同様に，被験試料の状態や実験条件が異なることによるものと思われるが，「Dycal」と同様に，多くのMTA系セメントが硬化後7日までアルカリ性を維持するのは事実のようである[5]．

一方，**硬化体からのCaの溶出性については**，水中浸漬7日後も**比較的安定して溶出**が認められる[4,5]．「Dycal」と比較しても，時間経過にともなう溶出濃度の低下が少なく[5]，細胞培養系で培養用培地への溶出を測定した研究[6]においても，MTAからは，「Dycal」よりも高濃度のCaの溶出が14日間認められたことが報告されている．

1-2 造影性

MTAには酸化ビスマスが添加されているため，硬化したMTAのエックス線不透過性は，7.17 mmの厚さのアルミニウムに匹敵する[1].「Super EBA」と「IRM」ではそれぞれ5.16 mmと5.30 mmであり，これらと比較しても，**MTAはエックス線写真での歯質との区別が容易**である（図4）．

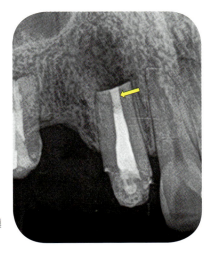

図4 逆根管窩洞に充填されたMTA（矢印）．

1-3 生体親和性

細胞毒性，変異原性

どのような化合物であっても，細胞に接触させた場合，多かれ少なかれ障害をもたらすことがあり得るが，生体に使用する材料としては，当然，為害作用が少ないほどよい．MTAの細胞毒性に関する検討も数多く行われており，**高い細胞親和性**が認められている．

たとえば，マウスの線維芽細胞を用いた実験で，練和直後および24時間経過後とも，MTAは，「Super EBA」や「IRM」よりも毒性が低いことが示されている[7]．また，変異原性を調べる代表的な方法であるサルモネラを使ったAmes Testでは，MTAが，「Super EBA」や「IRM」同様に変異原性を示さないことが確認されており，発がん性などの点でも安全であることが確認されている[8]．

動物実験での生体親和性

MTAが生体親和性の高い材料であることは，動物への埋入試験によっても確認されている．モルモットの下顎骨に形成した骨内窩洞に，テフロンモールドに填入したMTAまたは「Super EBA」を埋入し，組織反応を調べた実験が明瞭にその事実を示している．埋入から2か月後，「Super EBA」では5試料すべてが線維性結合組織で被包されていたが，MTAの5試料のうち1試料では，埋入体に接触する形で骨組織が存在しており，残りの4試料でも，線維性結合組織が「Super EBA」よりも薄い傾向にあった．また，「Super EBA」では全試料で軽度の炎症が認められるのに対し，MTAでは，2試料のみ軽度の炎症を示し，3試料で炎症が認められなかったとされている[9]．

1-4 硬組織誘導能

MTAは，**硬組織の誘導にすぐれる**ことが知られている．生体における硬組織形成には，**物理的な作用**と**生物学的な作用**の2通りが関与するが，MTAの場合は，その両方における有効性の報告がなされている．

物理的な石灰化物形成誘導作用

MTA硬化体をリン酸緩衝生理食塩水に浸漬すると，**表面に多量の結晶構造物の析出**が生じる（**図5a，b**）．Hanら[10]によれば，この析出物はアモルファスな（結晶構造をもたない）リン酸カルシウムとされている．また，MTAが組織液と触れると，ハイドロキシアパタイトの結晶が生成されることが報告されている[11, 12]．これらの物理的な石灰化の誘導は，MTAから溶出するCaイオンによるものであり，溶出したCaイオンが環境中に存在するリン酸イオンと反応してリン酸カルシウムが析出すると考えられている．

骨芽細胞に対する作用

生物学的な硬組織誘導作用を解析する目的で，MTAに対する硬組織形成関連細胞の反応がさまざまに研究されている．逆根管充填や穿孔部の封鎖に使用した際の治癒を対象に，MTAに対する骨芽細胞の反応を調べたものも少なくない．それらによると，MTA上での骨芽細胞の良好な**接着**と**増殖**が認められており[13, 14]，抑制的に作用したという報告は皆無である．筆者らが骨芽細胞様細胞であるMC3T3-E1を用いて行った実験でも，同様にMTAへの良好な細胞接着が確認されている（**図6**）．

また，MTA上で培養した骨芽細胞の機能が促進されることが，いくつかの点から立証されている．たとえば，骨芽細胞からのインターロイキン1, 6, 8などの**サイトカインの放出**が促されること[14~16]や，オステオカルシンやオステオポンチンなどの**石灰化関連タンパクの発現**が亢進すること[15, 17, 18]が明らかになっている．さらに，MTA硬化体からの溶出成分が，細胞のシグナル経路の

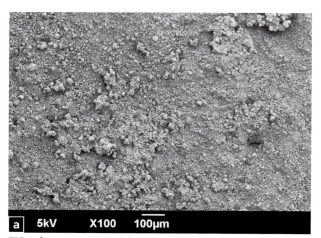
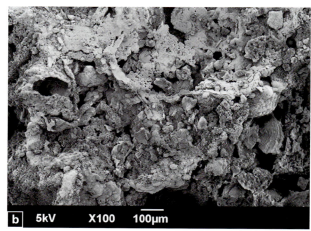

図5a, b MTAの石灰化物形成誘導能．**a**：ProRoot MTA硬化体の表面（乾燥状態で37℃下で24時間保管）．**b**：リン酸緩衝生理食塩水にProRoot MTA硬化体を14日間浸漬後の表面．多量の結晶構造物の析出が認められる．

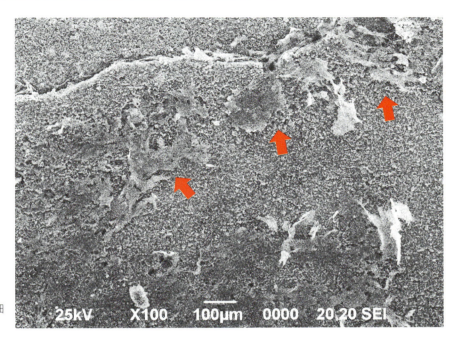

図6 MTA 上で良好な接着をみせる骨芽細胞様細胞（MC3T3-E1，矢印）．

活性化を通じて骨髄間葉系幹細胞の**骨芽細胞への分化を促進**することが確認されている[19]．

元来，Ca は硬組織形成に関与する細胞に促進的にはたらくことから，MTA による骨芽細胞の機能促進はその Ca 徐放能によるものと推測されるが，実際のところ，正確なメカニズムについては明らかになっていない．

歯髄細胞に対する作用

MTA は，歯髄細胞に対してもポジティブな作用を示す．ヒト歯髄細胞を用いた研究で，MTA 硬化体への細胞接着が良好であり，MTA 硬化体からの溶出成分が**細胞の増殖**と**遊走能**を促進することが知られている[20]．また，MTA が，**象牙芽細胞様細胞や未分化な歯髄細胞の増殖**を促進することも報告されている[21]．さらに，MTA 硬化体からの溶出成分が，**骨髄間葉系幹細胞の象牙芽細胞への分化**を促進することも確認されている[19]．

前述のとおり，これらの作用は MTA から放出される Ca によるものと推測され，直接覆髄に使用した際の良好な臨床成績とデンティンブリッジ形成の早期化に貢献しているものと考えられる．

1-5 歯質との結合性

象牙質面に MTA を適用すると，**石灰化物形成の誘導作用**によって**歯質との一体化**が生じる．拡大形成したヒト根管に MTA を充填後，人工の組織液に浸漬すると，2か月後には象牙質壁にハイドロキシアパタイト成分に類似した接着性界面層が形成される[11]．また，根管に MTA を充填してリン酸緩衝生理食塩水に浸漬すると，象牙細管内に Ca と P が豊富な結晶沈着物が生成し，**象牙細管がタグ様構造物で埋められる**ことが示されている[22,23]．

こういった物理化学的な石灰化物形成の誘導作用が，MTA の高い歯質封鎖性の主な要因である．実際，色素[24,25]や細菌[26]を用いた漏洩試験で，MTA が「Super EBA」や「IRM」よりも根尖の封鎖性にすぐれることが示されている．また，MTA で根管を充填し，人工組織液

に7日間浸漬後に，プッシュアウト法で根管との結合強さを測定すると，根管壁のスメアの有無にかかわらず，エポキシ系シーラー（AH Plus）とガッタパーチャで充填した場合よりも明らかに高い数値が得られる[27]ことから（**図7**），**根管の封鎖の点でも有利**であるとみられている．

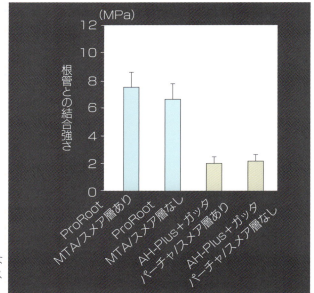

図7 プッシュアウト法で測定した根管との結合強さ．左から順に，ProRoot MTA による根管充填：根管壁にスメア層あり，スメア層なし．AH-Plus とガッタパーチャポイントによる根管充填：根管壁にスメア層あり，スメア層なし．＊参考文献27より引用

1-6 抗菌性

一般に，強アルカリの環境下では細菌は生息できないため，水分と接触すると高いpH値を示すMTAは，ある程度の抗菌効果を示すものと期待されている．わが国で市販されている「ProRoot MTA（White）」に関して，練和直後試料での抗菌効果の有無を阻止斑形成試験により調べた論文の結果を**表3**にまとめて示す[28～31]．En-

表3 ProRoot MTA（White，練和直後試料）の抗菌性に関する評価結果のまとめ．

	Stowe et al. (2004)	Holt et al. (2007)	Asgary et al. (2008)	Yasuda et al. (2008)
Streptococcus mutans	nt	nt	nt	−
Streptococcus sanguinis	+	nt	nt	nt
Enterococcus faecalis	+	+	+	−
Escherichia coli	+	nt	+	nt
Staphylococcus aureus	+	nt	+	−
Pseudomonas aeruginosa	+	nt	+	nt
Candida albicans	+	nt	nt	−
Fusobacterium nucleatum	+	nt	nt	nt
Actinomyces odontolyticus	+	nt	nt	nt

＋：試料周囲に増殖阻止帯の形成を認める（抗菌効果あり）
−：試料周囲に増殖阻止帯の形成を認めない（抗菌効果なし）
nt：対象細菌に対する試験が実施されていない

terococcus faecalis や Escherichia coli, Staphylococcus aureus, Pseudomonas aeruginosa などに対しては，複数の研究で抗菌効果ありとされている．

しかしながら，同じ細菌を対象にしていても，抗菌効果がないと報告している場合もある．また，おそらく「ProRoot MTA（Gray）」での結果であると思われるが，Torabinejad ら[32]も，練和直後と，37℃，100％湿度下で24時間保管して硬化させた試料を用いて実験を行い，Streptococcus mutans をはじめとするいくつかの通性嫌気性菌には抗菌性が認められたものの，Fusobacterium nucleatum などの偏性嫌気性菌に対してはまったく抗菌性が認められなかったとしている．

これらの事実からわかるように，基本的に，**抗菌成分を含んでいるわけではない MTA は，あくまでもその高 pH によって細菌に対する抑制作用を発現するに過ぎず，MTA の抗菌効果はあくまでも補助的なレベル**のものであることを意識すべきである．

参考文献

1. Torabinejad M, Hong CU, McDonald F, Pitt Ford TR. Physical and chemical properties of a new root-end filling material. J Endod 1995; 21: 349-353.
2. Fridland M, Rosado R. Mineral Trioxide Aggregate (MTA) solubility and porosity with different water-to-powder ratios. J Endod 2003; 29 : 814-817.
3. Fridland M, Rosado R. MTA solubility. A long term study. J Endod 2005; 31: 376-379.
4. Duarte MA, Demarchi AC, Yamashita JC, Kuga MC, Fraga Sde C. pH and calcium ion release of 2 root-end filling materials. Oral Surg Oral Med Oral Pathol Oral Radiol Endod 2003; 95: 345-347.
5. Prati C, Gandolfi MG. Calcium silicate bioactive cements: Biological perspectives and clinical applications. Dent Mater 2015; 31: 351-370.
6. Takita T, Hayashi M, Takeichi O, Ogiso B, Suzuki N, Otsuka K, Ito K. Effect of mineral trioxide aggregate on proliferation of cultured human dental pulp cells. Int Endod J 2006; 39: 415-422.
7. Torabinejad M, Hong CU, Pitt Ford TR, Kettering JD. Cytotoxicity of four root end filling materials. J Endod 1995; 21: 489-492.
8. Kettering JD, Torabinejad M. Investigation of mutagenicity of mineral trioxide aggregate and other commonly used root-end filling materials. J Endod 1995; 21: 537-539.
9. Torabinejad M, Hong CU, Pitt Ford TR, Kariyawasam SP. Tissue reaction to implanted Super-EBA and Mineral Trioxide Aggregate in the mandible of guinea pigs: A preliminary report. J Endod 1995; 21: 569-571.
10. Han L, Okiji T, Okawa S. Morphological and chemical analysis of different precipitates on mineral trioxide aggregate immersed in different fluids. Dent Mater J 2010; 29: 512-517.
11. Sarkar NK, Caicedo R, Ritwik P, Moiseyeva R, Kawashima I. Physicochemical basis of the biologic properties of mineral trioxide aggregate. J Endod 2005; 31: 97-100.
12. Bozeman TB, Lemon RR, Eleazer PD. Elemental analysis of crystal precipitate from gray and white MTA. J Endod 2006; 32: 425-428.
13. Zhu Q, Haglund R, Safavi KE, Spangberg LSW. Adhesion of human osteoblasts on root-end filling materials. J Endod 2000; 26: 404-406.
14. Mitchell PJC, Pitt Ford TR, Torabinejad M, McDonald F. Osteoblast biocompatibility of mineral trioxide aggregate. Biomaterials 1999; 20: 167-173.
15. Koh ET, Torabinejad M, Pitt Ford TR, Brady K, McDonald F. Mineral trioxide aggregate stimulates a biological response in human osteoblasts. J Biomed Mater Res 1997; 37: 432-439.
16. Koh ET, McDonald F, Pitt Ford TR, Torabinejad M. Cellular response to mineral trioxide aggregate. J Endod 1998; 24: 543-547.
17. Tani-Ishii N, Hamada N, Watanabe K, Tujimoto Y, Teranaka T, Umemoto T. Expression of bone extracellular matrix proteins on osteoblast cells in the presence of mineral trioxide. J Endod 2007; 33: 836-839.
18. Bonson S, Jeansonne BG, Lallier TE. Root-end filling materials alter fibroblast differentiation. J Dent Res 2004; 83: 408-413.
19. Wang Y, Li J, Song W, Yu J. Mineral trioxide aggregate upregulates odonto/osteogenic capacity of bone marrow stromal cells from craniofacial bones via JNK and ERK MAPK signalling pathways. Cell Prolif 2014; 47: 241-248.
20. Zhu L, Yang J, Zhang J, Peng B. A comparative study of BioAggregate and ProRoot MTA on adhesion, migration, and attachment of human dental pulp cells. J Endod 2014; 40: 1118-1123.
21. Moghaddame-Jafari S, Mantellini MG, Botero TM, McDonald NJ, Nor JE. Effect of ProRoot MTA on pulp cell apoptosis and proliferation in vitro. J Endod 2005; 31: 387-391.
22. Han L, Okiji T. Uptake of calcium and silicon released from calcium silicate-based endodontic materials into root canal dentine. Int Endod J 2011; 44: 1081-1087.
23. Han L, Kodama S, Okiji T. Bioactivity evaluation of three calcium silicate-based endodontic materials. Int Endod J 2013; 46: 808-814.
24. Torabinejad M, Watson TF, Pitt Ford TR. Sealing ability of a mineral trioxide aggregate when used as a root end filling material. J Endod 1993; 19: 591-595.
25. Torabinejad M, Higa RK, McKendry DJ, Pitt Ford TR. Dye leakage of four root end filling materials: effects of blood contamination. J Endod 1994; 20: 159-163.
26. Torabinejad M, Rastegar AF, Kettering JD, Pitt Ford TR. Bacterial leakage of mineral trioxide aggregate as a root-end filling material. J Endod 1995; 21: 109-112.
27. EL-Ma'aita AM, Qualtrough AJE, Watts DC. The effect of smear layer on the push-out bond strength of root canal calcium silicate cements. Dent Mater 2013; 29: 797-803.
28. Stowe TJ, Sedgley CM, Stowe B, Fenno JC. The effects of chlorhexidine gluconate (0.12%) on the antimicrobial properties of tooth-colored ProRoot mineral trioxide aggregate. J Endod 2004; 30: 429-431.
29. Holt DM, Watts JD, Beeson TJ, Kirkpatrick TC, Rutledge RE. The anti-microbial effect against Enterococcus faecalis and the compressive strength of two types of mineral trioxide aggregate mixed with sterile water or 2% chlorhexidine liquid. J Endod 2007; 33: 844-847.
30. Asgary S, Kamrani FA. Antibacterial effects of five different root canal sealing materials. J Oral Sci 2008; 50: 469-474.
31. Yasuda Y, Kamaguchi A, Saito T. In vitro evaluation of the antimicrobial activity of a new resin-based endodontic sealer against endodontic pathogens. J Oral Sci 2008; 50: 309-313.
32. Torabinejad M, Hong CU, Pitt Ford TR, Kettering JD. Antibacterial effects of some root end filling materials. J Endod 1995; 21: 403-406.

CHAPTER 1　MTA の基本特性

lecture 1　現在わが国で市販されているさまざまな MTA 系セメント

「ProRoot MTA」が登場して以来，本材料の有効性や臨床的有用性に関するエビデンスが蓄積され，現在は，多種類の MTA 系セメントが入手可能となっている．「ProRoot MTA」の最大の欠点は硬化時間が長いことだが，その後に市販された多くの製品では，組成の改良などにより硬化時間の短縮が図られている．また，酸化ビスマスを造影剤に使用すると，歯質の変色を起こしやすいという問題点があり，造影剤に工夫を凝らした製品もある．用途を覆髄や根管充填に特化し，レジン成分を配合した製品なども登場しており，MTA 系セメントの種類は多岐にわたっている．

ProRoot MTA（White）（図1）

製造社：Dentsply/Tulsa
問合先：デンツプライシロナ

　ポルトランドセメントを主成分とし，石膏を含む．硬化時間約3時間．エックス線造影剤は酸化ビスマス．

NEX MTA セメント（図2）

製造社：ジーシー
問合先：ジーシー

　成分は「ProRoot MTA（Gray）」に近く，色はグレー．硬化時間90分．メーカーの公表では，圧縮強さは「ProRoot MTA」とほぼ同等で，24時間後で40MPa，1週間後で78MPa．エックス線造影剤は酸化ビスマス．

MTA アンジェラス（図3）

製造社：Angelus
問合先：ヨシダ

　ポルトランドセメントを主成分とし（約80％），石膏を含まない．初期硬化約15分．エックス線造影剤は酸化ビスマス．

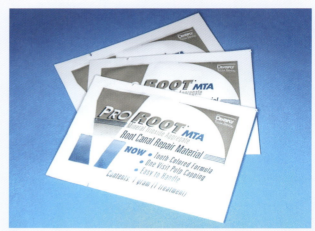

図1　ProRoot MTA（White）（製造社：Dentsply/Tulsa，問合先：デンツプライシロナ）．

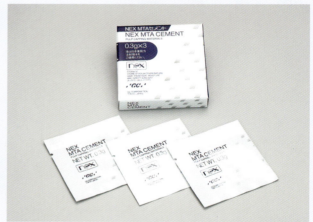

図2　NEX MTA セメント（製造社：ジーシー，問合先：ジーシー）．

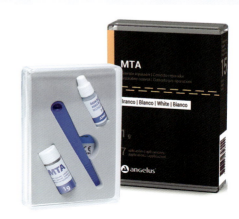

図3　MTA アンジェラス（製造社：Angelus，問合先：ヨシダ）．

PART 1　マテリアル

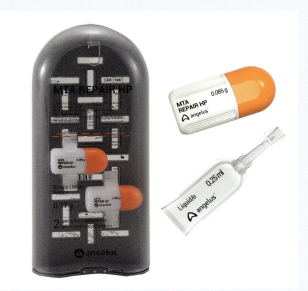

図4　MTA アンジェラス HP（製造社：Angelus，問合先：ヨシダ）.

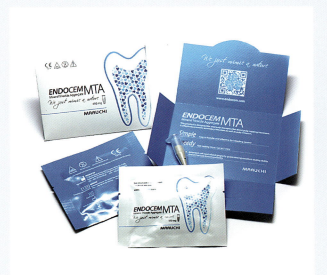

図5　エンドセム MTA（製造社：MARUCHI，問合先：ペントロンジャパン）.

MTA アンジェラス HP（図4）

製造社：Angelus
問合先：ヨシダ

　可塑剤の添加により，MTA アンジェラスの操作性を高めた製品．エックス線造影剤としてタングステン酸カルシウムが使用され，歯質の黒変が少ない．

エンドセム MTA（図5）

製造社：MARUCHI
問合先：ペントロンジャパン

　ポゾラン（可溶性シリカを主成分とするポルトランドセメント混和材）が添加されている．初期硬化約3分．エックス線造影剤は酸化ビスマスだが，変色および歯質への色素沈着が比較的少ないとされる．

エンドセム MTA premixed（図6）

製造社：MARUCHI
問合先：ペントロンジャパン

　ペーストタイプのエンドセム MTA．MTA 成分を32％含有し，レジン成分は含まない．エンドセム MTA 同様にポゾランが添加されている．硬化時間は約12分．エックス線造影剤には，酸化ジルコニウムおよび酸化ビスマスが使用されている．

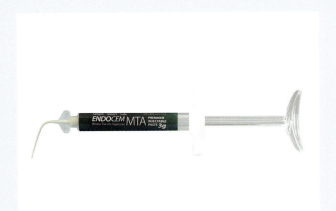

図6　エンドセム MTA premixed（製造社：MARUCHI，問合先：ペントロンジャパン）.

CHAPTER 1　MTAの基本特性

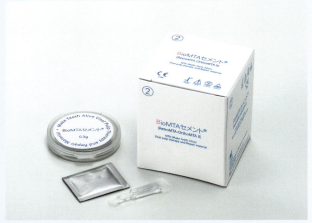

図7　BioMTAセメント（製造社：BioMTA，問合先：モリタ）．

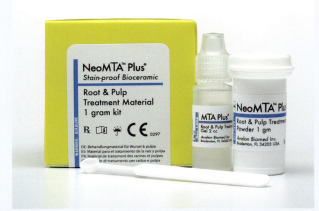

図8　MTAプラス　ホワイト（製造社：Avalon Biomed，問合先：茂久田商会）．

BioMTAセメント（図7）

製造社：BioMTA
問合先：モリタ

　ポルトランドセメントは使用されておらず，炭酸カルシウムを主成分とする化学合成された成分からなるため，重金属（Cr，As，Ni，Bi，Fe，Cd）を含有していない．初期硬化2分30秒，最終硬化2時間20分．エックス線造影剤として酸化ジルコニウムが用いられており，歯質の変色を起こしにくい．

MTAプラス（図8）

製造社：Avalon Biomed
問合先：茂久田商会

　「ProRoot MTA」とほぼ同等の成分で，GreyとWhiteの2タイプがある．ジェルで練和するため操作性が良い．細粒粉末なので，硬化時間が55分と「ProRoot MTA」より短い．

セラカルLC（図9）

製造社：BISCO
問合先：モリムラ

　レジン成分が添加された光硬化型覆髄材．ポルトランドセメント成分45％，造影成分10％，フュームドシリカ5％，メタクリレートレジン45％からなり，硬化反応の主体はレジンの重合．硬化体内部への水分供給は限定されるため，硬化体は未反応のセメント粒子を多く含み，水酸化カルシウムの形成は少ない．

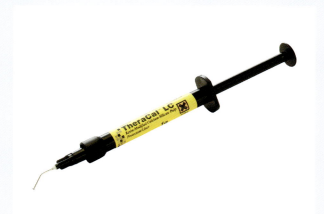

図9　セラカルLC（製造社：BISCO，問合先：モリムラ）．

PART 1 マテリアル

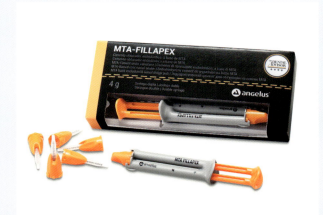

図10 MTAフィラペックス（製造社：Angelus, 問合先：ヨシダ）.

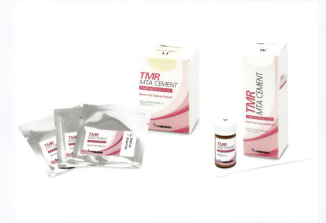

図11 TMR-MTAセメント（製造社：YAMAKIN, 問合先：YAMAKIN）.

MTAフィラペックス（図10）

製造社：Angelus
問合先：ヨシダ

　2ペーストタイプの根管充塡用シーラー．サリチル酸レジンや可塑剤，フュームドシリカなどからなる基材にMTAが含まれる（Bペースト中に40％）．エックス線造影剤は酸化ビスマス．硬化機構の主体はサリチル酸レジンの錯体形成であり，MTAの水和反応による水酸化カルシウムの形成はほとんどみられない．硬化時間130分．

TMR-MTAセメント（図11）

製造社：YAMAKIN
問合先：YAMAKIN

　ポルトランドセメントを主成分（約70wt％）とし，エックス線造影剤には酸化ジルコニウムが使用されている．球状のシリカ微粒子が約10wt％添加されているため水となじみやすく，練和性が良好である．初期硬化時間は15〜30分．強度にすぐれており，圧縮強さは，1日後で約90MPa，1週間後では約140MPaを示す．色調はホワイトとライトアイボリーの2種類がある．

CHAPTER 2

MTAの基本の使用法

ここでは，MTAを使用するにあたって知っておくべき基本的な問題点，使用器具，取り扱いのポイントについて解説する．

2-1 MTAの問題点

操作性が悪い

一般にMTAは操作性が悪いといわれている．その理由としては，液が精製水でまったく粘性がないことや，用途に合わせた適切な粉液比が規定されていないことが挙げられる．

グラスアイオノマーセメントやカルボキシレートセメントのように，液に粘性があれば練和しやすい．また，これらのセメントには専用の計量スプーンが用意されており，粉1杯に対して液をどれだけ混合するかが明確であるので，テクニックエラーが生じにくい（誰でもある程度，適切な練和が可能である）．

一方，酸化亜鉛ユージノールセメントの場合は，決められた粉液比（粉2.0gに対して液が0.4mL）はあるものの，それを計量することが容易ではなく，実際は必要量と思われる粉末と液を練板上に取り，3分割法で順次混和しながら練り込んでいく．経験と勘が少なからず必要で，筆者も最初はうまく練和できなかったが，臨床での使用頻度が高いため，いつしか問題なく練和できるようになった．

それに比べて，MTAの使用頻度は限られているため，慣れが解決するとはいい難く，**ある程度の修練が必要**である．

適度な硬さを保っている時間が少ない

MTAのもう1つの問題点は，混和後，適度な硬さを保っている時間が少ない（操作時間が短い）ことである．混和から短時間のうちに乾燥してしまい，パサパサの状態になるため，アシスタント（練和する者）と術者の緊密な連携が要求される．使用目的に応じて，混和したMTAを当該部位へどのように運ぶのか，そして，充填時の環境をどのように準備しておくのかをアシスタントと術者の双方が術前に十分把握しておく必要がある．

MTAの混水比は一応3：1といわれており，硬化には約3時間必要であるが，実際の臨床ではこのような比率ですべての症例に対処することはできない．水分が少ないと混水比が低くなり，物性は増すが，反対に水分が多くなると，溶解性が増すことで気泡も入りやすくなる．**水分調整は充填する際に非常に重要なポイント**となるため，状況に合わせた臨機応変の対応（「充填後の水分の調整」で後述）が望まれる．

2-2 使用器具

MTAブロックとMTAキャリア

MTAを充填する際に使用する代表的な器具には，「**MTAブロック**」（**図1**）と，「**MTAキャリア**」（**図2a，b**）がある．練和したMTAを充填部位に運ぶには，適用範囲が広いということで，多くのケースで「MTAキャリア」を用いるが，症例によってはアマルガムキャリアの小型版ともいえる「ニエットキャリア」（**図3a，b**）を使用することもある．

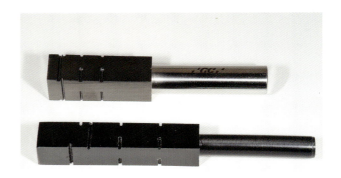

図1 MTAブロック（上：ジーシー，下：オブチュラスパルタン）．

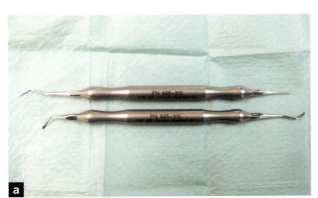

図2a, b MTAキャリア（オブチュラスパルタン）．MTAブロックの溝からすくい取りやすい形態となっている．

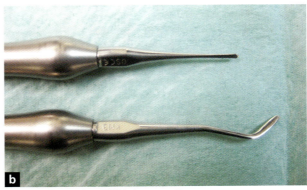

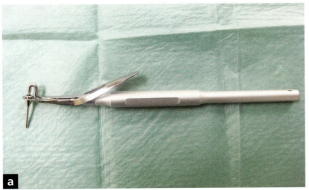

図3a ニエットキャリア（デンテック）．アマルガムキャリアの内径が小さくなった充填器である．写真は内径が0.8mmのもの．

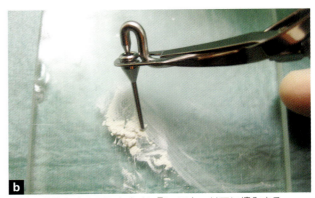

図3b 混和したMTAをすくい取ってキャリアに填入する．

CHAPTER 2　MTAの基本の使用法

ニエットキャリアとプラガー

ニエットキャリアには，標準（内径0.8 mm，外径1.2 mm）と，小型（内径0.6 mm，外径0.8 mm）の2種類のサイズがあるが，小型タイプは混和したMTAがニードル内で詰まりやすいため，標準タイプを用いるのが一般的である．しかし，これはあくまでもMTAを運ぶための器具であり，実際の充填には，**図4a，b**のような**根管充填用のプラガー**を使用する．

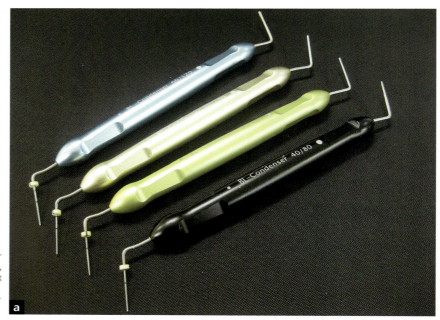

図4a　4本セットのBLコンデンサー（B&L BIOTECH，#35／#70，#40／#80，#50／#100，#60／#120）．細いほうがニッケルチタン製，太いほうがステンレススティール製．

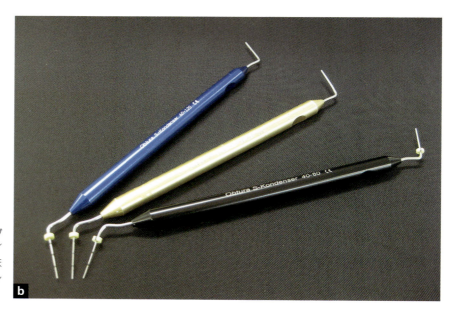

図4b　3本セットのSコンデンサー（オブチュラ，#40／#80，#50／#100，#60／#120）．BLコンデンサーと同様に，細いほうがニッケルチタン製，太いほうがステンレススティール製である．

2-3 MTA の取り扱いのポイント

MTA の混和

MTA の混和には滅菌したガラス練板と金属スパチュラを使用するが，つねに水分調整ができるように，**ガラス練板上の数か所に小さな水滴を滴下しておくと便利である**（**図5**）．

MTA の混和は，あくまでも粉と精製水を混合するという操作であり，決して練り込むようにしてはいけない．術者は，MTA を使用する直前に，アシスタントに練り始めるように指示をする．かなり前から混和していると水分が蒸発し，パサパサに乾燥してしまうからである．

MTA ブロックに擦り込んだセメントの水分が多い場合は，乾燥したガーゼで吸い取り，逆にパサパサの状態であれば，湿ったガーゼを置いて水分補給すると，キャリアですくい取りやすくなる（**図6**）．

充填後の水分の調整

充填後は，小さな乾燥綿球やペーパーポイントで水分を調整し，適切な加圧を行う．一度充填したものの，**水分不足でパサパサした感じであれば，水を含んだ小さな綿球で水分を足す**．反対に，**べたべたした感じで充填しても圧接できた感覚がない場合は，乾燥綿球やペーパーポイントで少し水分を取り除く**．たとえば，穿孔部を封鎖する際には，混和した MTA の水分が多いと，穿孔周囲に溢れ出てしまって適切に充填できないといったことを経験するが，そのようなときに知っておきたいテクニックである．

逆根管充填における注意点

MTA を用いて逆根管充填を行う場合には，「MTA ブロック」と「MTA キャリア」の使用に関して注意すべきことがある．

① MTA をすくい取る量

「MTA ブロック」には長さが異なるいくつかの溝があるので，形成した骨窩洞の大きさに応じて適切な溝を選択するが，**溝の長さすべての MTA をすくい取るのか，もしくは溝の長さの半分か1/3程度でよいのかを術者がアシスタントに伝える**ことが重要である．

骨窩洞の径が 3 mm ぐらいの場合，「MTA キャリア」

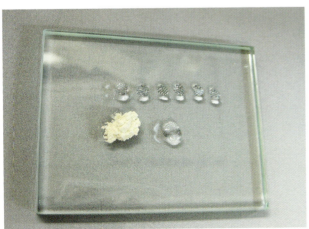

図5 ガラス練板の数か所に水滴を置いておき，水分が必要なときに継ぎ足す．

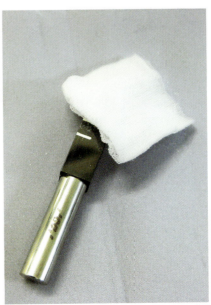

図6 乾燥を防止したり水分を補充するときには，湿潤ガーゼを MTA ブロックの上に置くと便利である．

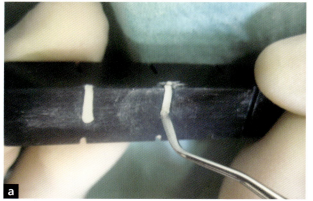
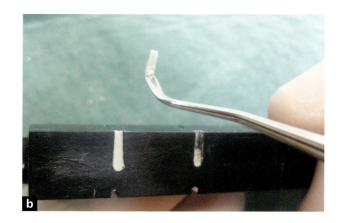

図7a, b　溝から適切な分だけMTAをすくい取る．

でMTAをすべてすくい取ると，骨窩洞の壁に「MTAキャリア」が当たって軸方向に充填できなかったり，無理に充填しようとすると，MTAが「MTAキャリア」から落ちてしまうといった問題が生じる．術者は，形成した骨窩洞の大きさを確認したうえで，必ずアシスタントにMTAをすくい取る量を的確に伝えるようにする（**図7, b**）．

②長いマイクロコンデンサーを使用したいが……

症例によっては逆根管窩洞を3 mm以上の深さで形成することもあるが，その場合には，長いマイクロコンデンサーがないため，形成に用いた**逆根管窩洞形成用超音波チップ**（**図8**）で充填し，通常の深さに達したら**マイクロコンデンサー**（**図9a, b**）に交換して加圧を行う．

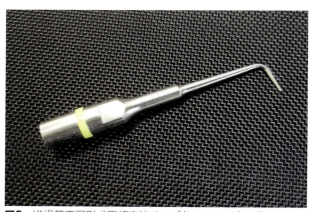

図8　逆根管窩洞形成用超音波チップ（サテレック）．通常のチップの長さは3 mmだが，これは6 mmの長さである．

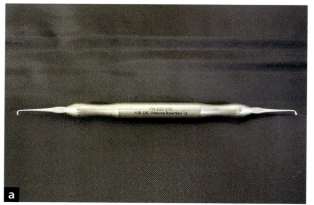
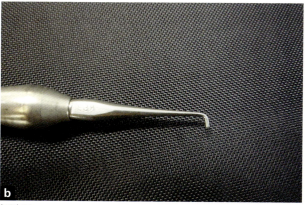

図9a, b　マイクロコンデンサー（オブチュラスパルタン）．先端部は円柱形である．

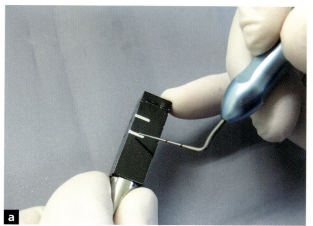 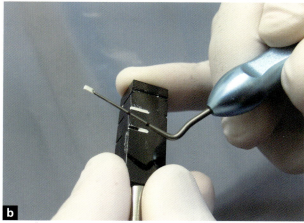

図10a, b 根管充填用のコンデンサーの細いほう(ニッケルチタン製)でMTAブロックからすくい取る．その際，MTAがコンデンサーの長軸方向に付くようにする．

③ MTAキャリアを使用しにくい場合

穿孔や根尖破壊のケースで「MTAキャリア」を使用しにくい場合には，**根管充填用のプラガー**または**コンデンサーが有効**である．MTAを「MTAブロック」に擦り込み，根管充填用の「Sコンデンサー」や「BLコンデンサー」(**図4a，b**)の径の細いほう(ニッケルチタン製)ですくい上げ(**図10a，b**)，適用部位へ運んでいく．さらに大きな塊で充填する場合や，充填部位が歯冠側に存在する場合には，「ニエットキャリア」(**図3a**)を用いると効果的である．

PART 2
臨床テクニック

CHAPTER 3

直接覆髄

これまで，直接覆髄に使用する材料としては水酸化カルシウムが第一選択であった．MTAの登場によりその位置づけは変わりつつある．ここでは，直接覆髄におけるMTAの使用方法を，歯髄保存の原則とともに解説する．

3-1 歯髄保存の原則

感染の有無が歯髄保存の可否を決める

臨床家は「どの材料を使用するとよい結果を得られるか」に興味をもつ傾向がある．しかし，どんなにすぐれた材料を用いたとしても，適応症を守らなければ良好な結果は得られない．そのため，歯髄保存の原則を知ることが重要である．

歯髄を保存できるか否かにもっとも大きな影響を及ぼすのが感染である．Kakehashi[1]の研究はこれを端的に示している．彼らは，通常の環境と無菌状態で飼育されているラットの歯を露髄させ，何も貼薬せずに経過を比較したところ，通常飼育のラットでは歯髄壊死が起きたのに対し，無菌状態のラットでは歯髄の治癒が得られ，デンティンブリッジの形成も認められたと報告している（**図1，2**）．このことから，**感染のない歯髄は保存可能**であることがわかる．

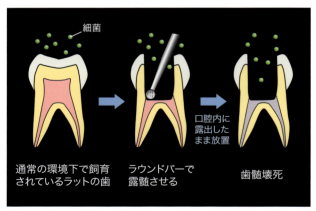

図1 通常の環境下で飼育されているラットにおける露髄の転帰．通常の環境下で飼育されているラットの歯に露髄を起こさせ，口腔内に露出しておくと，歯髄壊死が生じる．

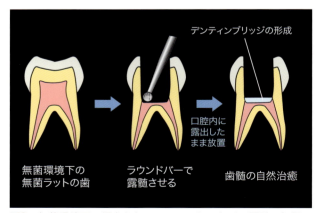

図2 無菌環境下で飼育されているラットにおける露髄の転帰．無菌ラットの歯を無菌環境で露髄させた場合は，何も貼薬せずに口腔内に露出させても，歯髄の治癒とデンティンブリッジの形成がみられる．つまり，露髄そのものは歯髄壊死の原因ではないことがわかる．

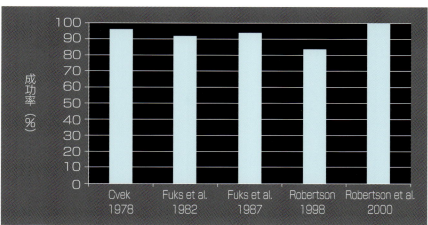

図3 複雑歯冠破折での断髄（水酸化カルシウム貼付）の予後．複雑歯冠破折での断髄処置の成功率は80％以上であるという報告が多く，予後がよい．また，これらの報告には脱臼性外傷が併発している歯も含まれている可能性があり，その場合，歯髄の治癒が生じにくくなり，成功率が下がることになる．このことを考慮に入れると，実際には，報告されている数字より高い成功率が期待できる．

臨床的にこれに近い条件にあたるものが，外傷による露髄である．う蝕による露髄は感染をともなうのに対し，外傷歯の場合はほとんど感染がないため，多くの場合，歯髄の保存が可能である．断髄を対象とした報告ではあるが，外傷により露出した歯髄の保存の確率は84〜100％と非常に高く[2〜6]（図3，4），直接覆髄に対する筆者の臨床感覚も同様である．

歯髄の生活度が歯髄保存の可否を決める

同じ感染程度であっても，歯髄の生活度により保存の可能性が異なる．歯髄の生活度を示す客観的な指標はなく，また十分な臨床研究も行われていないのが現状であるが，筆者は年齢が1つの目安になると考えている．

一般的な歯髄保存の適応症は「臨床症状のない歯」であるが，若年者の歯髄の生活度は非常に高いため，臨床症状があっても歯髄保存が可能な場合がある．Mejàreら[7]は，6〜15歳の患者を対象として，不可逆性歯髄炎の症状と所見（わずかな打診痛，歯根膜腔の拡大，根尖部の骨硬化像など）を認める歯に断髄処置を行ったところ，6歯のうち4歯が治癒したと報告している（図5）．

この報告と筆者の臨床経験から，**15歳ぐらいまでであれば臨床症状のある歯髄も保存できる可能性**があると考えている．**図6a〜j**に症状のある歯髄を保存した症例を示す．

外傷による露髄に対する断髄処置

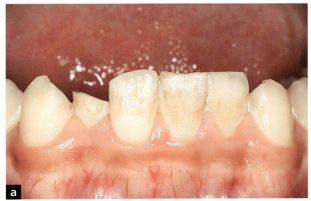

図4a 13歳の男子．⏉を殴打し，複雑歯冠破折が生じた．

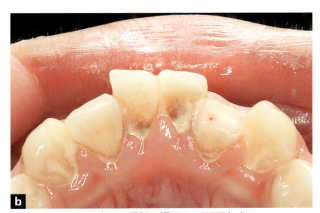

図4b 咬合面観．小さな露髄を認める．EPT（＋）．

図4c 破折片.
図4d デンタルエックス線写真. 歯冠破折を認めるが，根尖部に問題はない.

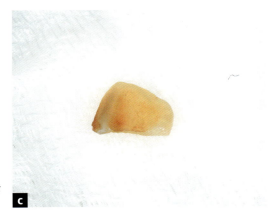
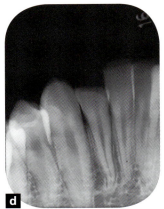

図4e 術直後. 断髄後，水酸化カルシウムセメント「ダイカル」（デンツプライシロナ）を貼付し，接着性レジン「スーパーボンド C&B」（サンメディカル）で裏層. その後，「クリアフィルメガボンド FA」（クラレノリタケデンタル）で接着処理を行い，コンポジットレジン「エステライト Σ, OA2」（トクヤマデンタル）で破折片を再接着した.
図4f 術直後のデンタルエックス線写真. 問題は認められない.

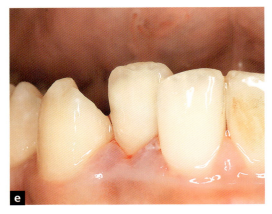
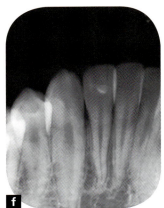

図4g 術後3年. EPT（＋），打診痛（－），自発痛（－），咬合痛（－）. 問題を生じていない.
図4h 術後3年のデンタルエックス線写真. 異常を認めない. 外傷による露髄では，ほとんどの場合，歯髄を保存することができる.

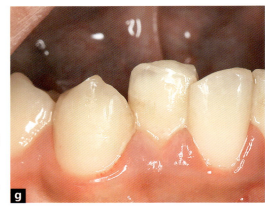
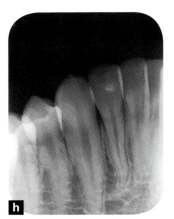

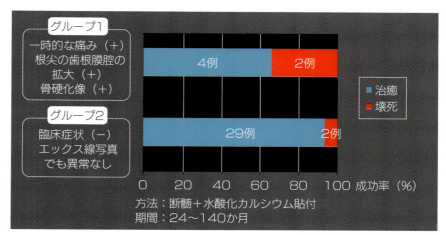

図5 若年者における症状のある歯髄に対する断髄処置の予後．若年者(6〜15歳)の場合，グループ1のような症状のある歯髄でも，6歯中4歯に治癒が生じたことは注目すべきである．

若年者での断髄の症例

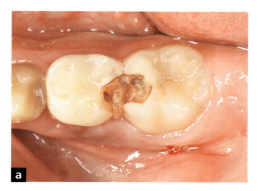
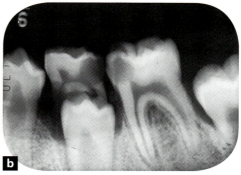

図6a 10歳の男児．「6の軽度の自発痛，咬合痛を主訴に来院．EPT(＋)，打診痛(＋)．
図6b 初診時デンタルエックス線写真．「6に歯髄腔に達するう蝕を認める．近心根周囲に骨硬化像(condensing osteitis)を認める．

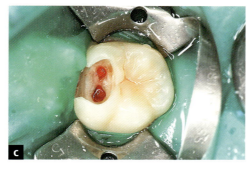
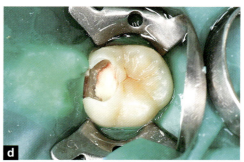

図6c う蝕を除去すると，大きな露髄が2か所生じた．止血は比較的容易であった．
図6d 「ProRoot MTA」にて直接覆髄を行った．

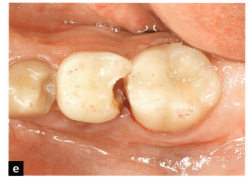
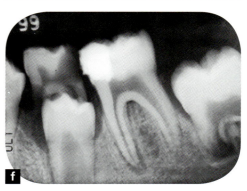

図6e 術直後．コンポジットレジンにて修復を行った．
図6f 術直後のデンタルエックス線写真．

CHAPTER 3　直接覆髄

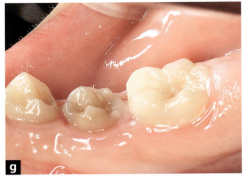
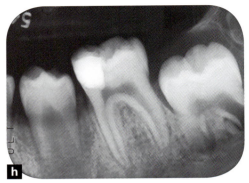

図6g　3か月後．自発痛，咬合痛ともに消失し，臨床症状は消失した．EPT（＋）．
図6h　3か月後のデンタルエックス線写真．近心根周囲の骨硬化像は改善されつつある．

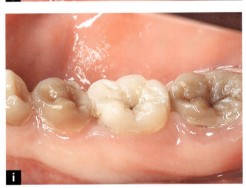
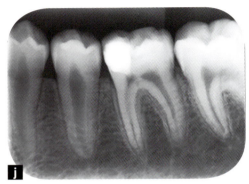

図6i　3年後．臨床症状を認めない．新たな問題は生じていない．
図6j　3年後のデンタルエックス線写真．近心根周囲の骨硬化像は完全に消失し，正常な歯根膜腔と歯槽硬線を認める．若年者の歯髄は生活力があり，症状があるような歯髄でも治癒することがある．

マイクロリーケージの有無が長期予後に影響する

　保存可能な歯髄に直接覆髄を行ったとしても，マイクロリーケージが発生すると，細菌感染により歯髄壊死が生じる．

　Coxら[8, 9]の報告は，マイクロリーケージによる感染が直接覆髄の成否に関わる重大な要因であることを示している．彼らは，サルの歯に直接覆髄を行い，5週間後にいったんすべての歯髄が治癒したが，2年後に一部の歯に歯髄壊死が生じたことを報告し，これらを組織学的に調べると，マイクロリーケージによる細菌の侵入が認

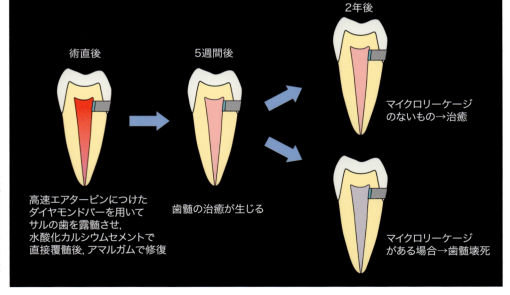

図7　マイクロリーケージは直接覆髄の長期予後に影響を及ぼす．サルの歯に直接覆髄処置を施した場合，短期的には歯髄は治癒する．しかし，長期的にみると，マイクロリーケージがある場合は，細菌感染により歯髄壊死を起こす．

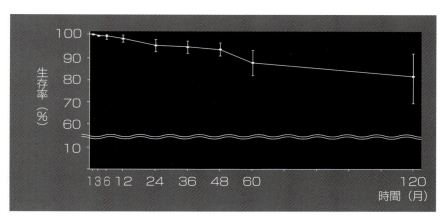

図8 直接覆髄（510歯）の10年間の成績（参考文献10より）．全体的な成功率は高いが，時間経過とともに徐々に成功率が低下する．5年後には約20％に歯髄壊死が認められ，10年後にはさらに高率に歯髄壊死が生じている．直接覆髄の成功率が時間の経過にともなって低下する要因の1つとして，最終修復物の精度が低いことが挙げられる．マイクロリーケージを防げるような修復が必要である．

められたことを明らかにしている（**図7**）．

　つまり，**マイクロリーケージは，直接覆髄処置の長期予後に明らかな影響を及ぼす**ことがわかる．この事実を直接的に示す臨床研究はないため，強いエビデンスとまではいえないが，直接覆髄の成功率が時間の経過とともに徐々に低下する（**図8**）原因の1つは，マイクロリーケージであると考えられる[10]．

　図9に直接覆髄の予後を決める因子についてのまとめを示す．術前の因子として**感染の程度**と**歯髄の生活度**，術後の因子として**マイクロリーケージ**が重要な因子である．

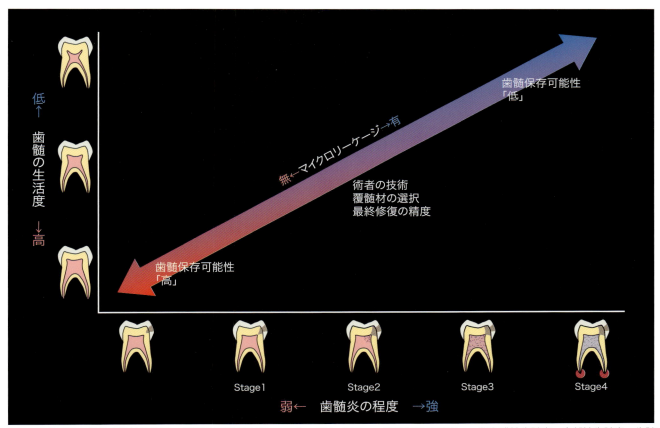

図9 直接覆髄の予後を決める因子．歯髄炎の程度のStage 1〜4は，順に，一部漿液性歯髄炎，一部化膿性歯髄炎，全部性歯髄炎，歯髄壊死を示す．初期の成功は，術前の状態により決まり，歯髄の生活度と炎症の程度により左右される．長期的な成功は，マイクロリーケージの有無により左右され，術者の技術，覆髄材の選択，最終修復の精度によって決まる．これらの要素を考慮し，適応症を選択して確実な術式を行うことで，多くの歯髄を保存できると考えられる．また，仮に歯髄が保存できなくとも，このような知識をもとに症例をふりかえることで，診断力が上がる．

3-2 直接覆髄か断髄か

露髄の扱い方には，「直接覆髄」と「断髄」の2つの術式がある．直接覆髄は，露髄面にそのまま覆髄材を貼付する方法であり，断髄は，エアータービンを用いて，注水下で歯髄を一部切断する方法である（**図10**）．

これらの方法を比較したランダム化比較試験が1つあるが，歯髄保存の成功率に統計学的有意差はなく[11]，どちらの方法がよいかは明確でない．

基本的に，歯髄壊死は歯冠側から根尖側に徐々に進行していくため，残存させる歯髄の上端が根尖側に近いほど（＝根尖近くまで断髄するほど），壊死した歯髄を残してしまうリスクは低くなる．また，そのほうが歯髄と外界との距離が大きくなり，マイクロリーケージを防ぐための十分な接着面積を確保できることになる．

筆者は，歯髄壊死の範囲と，十分な接着面積の確保のもとにマイクロリーケージの防御が可能かどうかに注意を払い，マイクロスコープを用いた強拡大視野下で，歯髄の状態を確認しながら処置方針を決定している．大まかには，**径が1mm以下の小さな露髄で健全歯髄が確認できる場合は，直接覆髄を行う．露髄径が1〜2mmの場合，前歯では約2mmの浅い断髄，小臼歯では歯頸部断髄，大臼歯では直接覆髄を行う．2mmを超える**

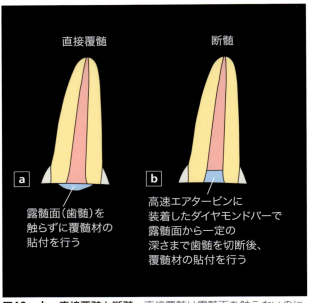

図10a, b　直接覆髄と断髄．直接覆髄は露髄面を触らないのに対し，断髄は，エアータービンに装着したダイヤモンドバーを用いて，注水下で露髄面から一定の深さまで歯髄を切断する．

大きな露髄の場合は，前歯，小臼歯，大臼歯ともに歯頸部断髄を行う（**図11a〜m**）．

直接覆髄を行った後，咬合痛が生じたため，歯頸部断髄を行った症例

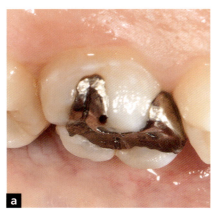
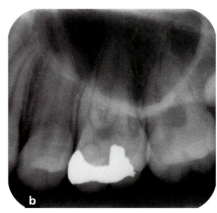

図11a　12歳の女児．|6 に臨床症状はない．冷刺激による温度診に反応した．
図11b　デンタルエックス線写真において，歯髄腔に近接する透過像を認める．

PART 2 臨床テクニック

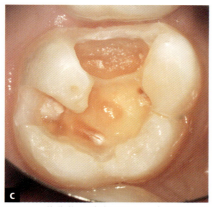

図11c 修復物を除去すると，大きなう蝕を認め，う蝕除去中に容易に露髄した．

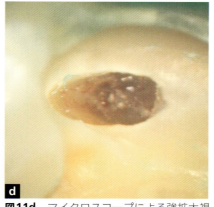

図11d マイクロスコープによる強拡大視野下で観察した歯髄の状態．露髄後すぐに止血したが，露出した歯髄は白く，血流を認めない．治療当時，このような歯髄は保存不可能であることに気づきはじめていたが，確信をもてなかったため，直接覆髄を選択した．

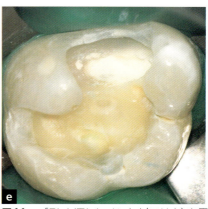

図11e 「BioMTAセメント」（モリタ）を用いて直接覆髄を行った後，グラスアイオノマーセメントで仮封を行った．

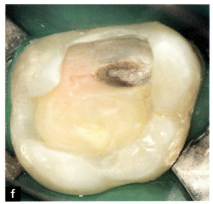

図11f 1か月後，咬合痛を訴えて来院．グラスアイオノマーセメントを除去した状態．

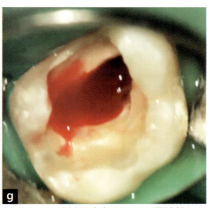

図11g 覆髄材を除去すると，露髄部から著しい出血を認めた．

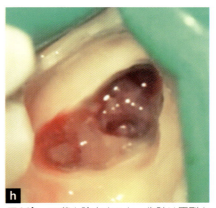

図11h 天蓋を除去すると，歯髄は原型を留めておらず，弱圧エアで容易に動いた．歯髄壊死と判断．

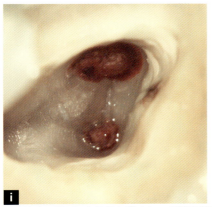

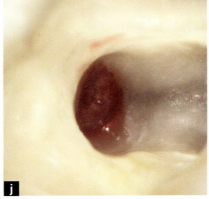

図11i, j 壊死した歯髄を除去し，歯頸部断髄を行うと，根管口部の歯髄には血流を認めたため，保存可能と判断．

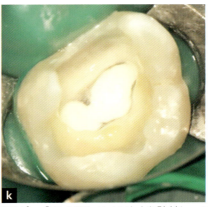

図11k 「BioMTAセメント」を貼付し，コンポジットレジン修復を行った．

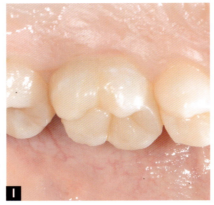
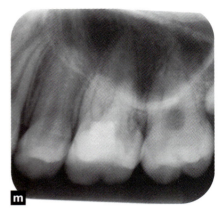

図11l 術後1年の状態．臨床症状はなく，冷温度診（＋）である．
図11m デンタルエックス線写真上で異常を認めない．歯頸部断髄により，根部歯髄が保存された．

3-3 直接覆髄に用いられる材料

水酸化カルシウム

水酸化カルシウムは，MTAが登場するまで直接覆髄に用いられる材料の第一選択であった．世界の臨床研究もそのほとんどが水酸化カルシウムを用いたものであり，これまで報告されてきた成功率から[12]，今でも変わらぬ評価を得ている．

直接覆髄に使用する水酸化カルシウムには，ペーストタイプとセメントタイプがある．ペーストタイプとしては，水酸化カルシウム試薬を水と混ぜたものや，「ビタペックス」（ネオ製薬工業）などが使用される．セメントタイプは，通常2つのペーストからなり，混ぜることにより硬化する．商品としては「ダイカル」（デンツプライシロナ）や「ライフ」（カボデンタルシステムズジャパン）がある（**図12a〜c**）．

水酸化カルシウムの長所は，多くの臨床研究のエビデンスがあり信頼性があることと，安価なことである．欠点としては，操作性が良好とはいえず，貼付の際，歯質との間に間隙が生じやすい．とくにセメントタイプは，水分に触れるとすぐに硬化するため注意が必要である．

直接覆髄に用いられる水酸化カルシウム

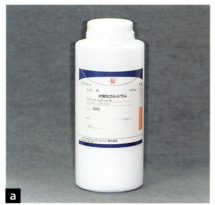
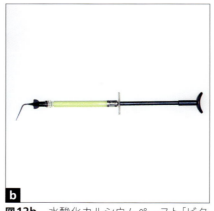
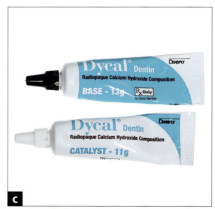

図12a 水酸化カルシウム試薬．
図12b 水酸化カルシウムペースト「ビタペックス」（ネオ製薬工業）．
図12c 水酸化カルシウムセメント「ダイカル」（デンツプライシロナ）．

MTA

①わが国で市販されているMTA

MTAは，直接覆髄に用いる材料として水酸化カルシウムにとって代わる勢いである．世界で最初に発売されたのは「ProRoot MTA」であり，MTAのすぐれた特徴を示す研究報告のほとんどはこれを用いたものである．その後，各社より類似製品が発売され，現在では多種類のものがわが国でも市販されている（16ページ lecture 1参照）．

② MTAの利点

MTAの生物学的および物理的特性などに関してはCHAPTER 1に詳説してあるので，ここでは簡単に復習したい．直接覆髄材としてのMTAの利点は，水酸化カルシウムよりもすぐれた硬組織誘導能を有し，マイクロリーケージが少ないことである．また，操作時間に余裕があることも臨床的な意味で水酸化カルシウムよりすぐれているといえる．

③ MTAの欠点

MTAの欠点としては，高価なこと，および利点の裏返しになるが，硬化時間が非常に長いことが挙げられる．しかし，もっとも大きな問題点は，「ProRoot MTA」を含む多くの製品が歯質を黒く変色させる[13]ため，前歯部には使用できないということである．

④ MTAによる歯質の変色

「ProRoot MTA（White）」では，変色しやすさを改善するために，造影剤である酸化ビスマスの配合量が減らされているが，それでも問題を完全に解決するには至っていない．そこで，酸化ビスマスの代わりに酸化ジルコニウムを用いた製品「BioMTAセメント」（モリタ）などが発売されている．この製品は「ProRoot MTA」とほぼ同じ性質を持つが，成分が異なる．**図13**と**14**に，製品による変色の程度の違いを示す．

酸化ビスマスの有無による変色の違い

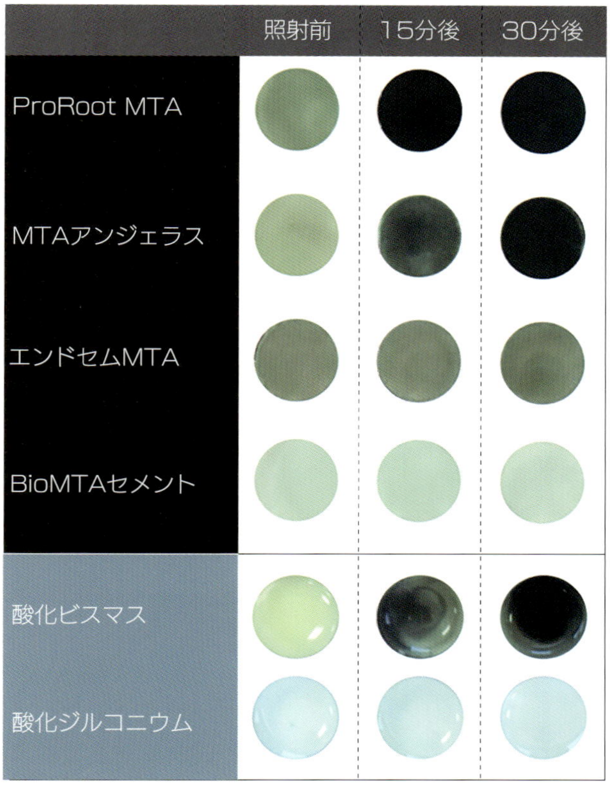

	照射前	15分後	30分後
ProRoot MTA			
MTAアンジェラス			
エンドセムMTA			
BioMTAセメント			
酸化ビスマス			
酸化ジルコニウム			

図13上段 各社MTAをディスク状にし，1000 mW/cm^{2}の光照射器を用いて光を当て，変色を調べたもの．それぞれ，照射前，15分後，30分後の色の変化を示す．製品により変色するものとそうでないものがあることがわかる．

図13下段 酸化ビスマスと酸化ジルコニウムの粉末に同様にして光を当て，色の変化を調べたもの．照射前，15分後，30分後の色の変化を示す．酸化ビスマスは黒く変色するのに対し，酸化ジルコニウムは変色しないことがわかる．

酸化ビスマスを含む MTA は変色を起こす

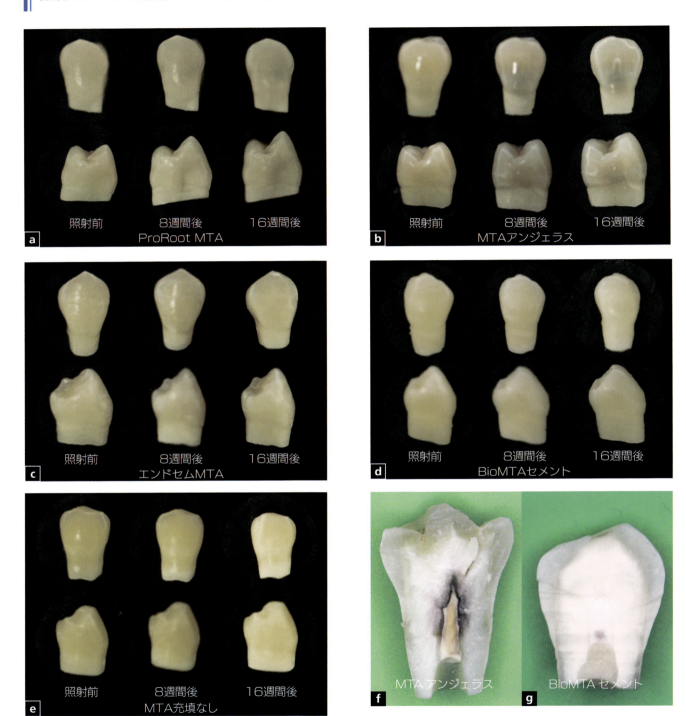

図14a〜e 抜去歯に各種 MTA を充填して光を当てた場合．照射前，8週間後，16週間後の色の変化を示す．「ProRoot MTA」と「MTA アンジェラス」では明らかな変色を認める．
図14f，g 光を当ててから16週間後の歯の断面．「MTA アンジェラス」による充填では周囲に変色を認めるが，「BioMTA セメント」では変色を認めない．

「ProRoot MTA」により変色を起こした症例

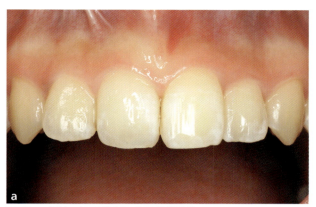

図15a　術前．1┘の外傷による歯根破折．

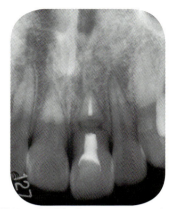

図15b　破折部より歯冠側に「ProRoot MTA」を使用した．

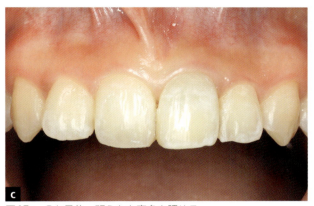

図15c　3か月後，明らかな変色を認める．

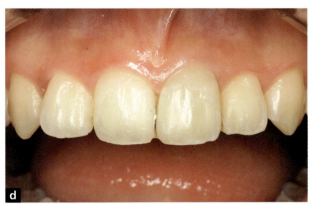

図15d　破折面以外の「ProRoot MTA」を可及的に除去したが，歯質自体を変色させるため，除去しても変色が残ってしまう．

「BioMTA セメント」の使用により変色を生じなかった症例

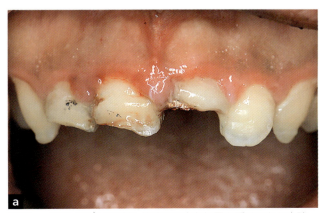

図16a　術前．21┘1 を受傷．他院にて応急処置を受けてから来院．

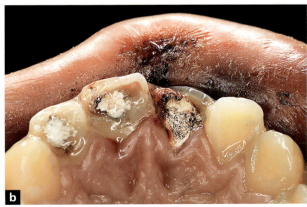

図16b　口蓋側面観．ストッピングにて仮封されている．1┘の破折線は歯肉縁下に達している．

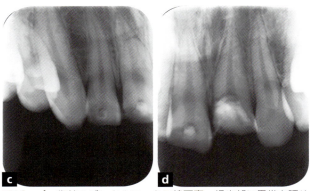

図16c, d 術前のデンタルエックス線写真．根尖部に異常を認めない．

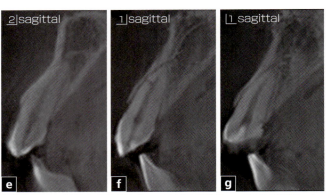

図16e〜g 術前のCBCT像．2|は歯冠破折，1|は歯根破折，|1は歯冠破折と診断．

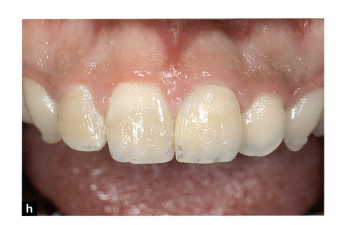

図16h 1|の破折部より歯冠側を「BioMTAセメント」を用いて根管充填し，1年間経過後．歯冠の変色を生じていない．

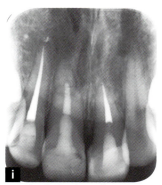

図16i 術後1年のデンタルエックス線写真．歯髄および歯根膜の治癒が得られている．

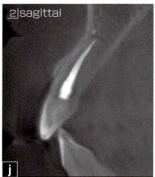

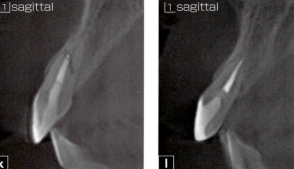

図16j〜l 術後1年のCBCT像．歯根膜の治癒が確認できる．1|は，骨と結合組織の介在による治癒が得られつつある．2|の意図的再植を行った部位も，歯根膜と歯槽骨の再生を認める．

　「BioMTAセメント」は発売されてからまだ日が浅いため，「ProRoot MTA」と同様の効果があることを示す臨床研究がなく，基礎研究や症例報告によるエビデンスしかないが，**筆者の臨床経験では非常に良好な成績**が得られている．「ProRoot MTA（White）」を用いて変色を起こした症例と，「BioMTAセメント」を用いて変色が生じなかった症例を**図15**，**16**に示す．

接着性レジン

接着性レジンによる直接覆髄については，動物実験ではその有効性が示されているが，ヒトを対象とした適切なデザインの臨床研究がないうえに，組織学的研究のほとんどが水酸化カルシウムの優位性を示している[14〜16]．

また，エッチングに使用されるリン酸やセルフエッチングプライマーは酸性であり，止血した露髄面からの再出血を起こしやすく，その場合は歯質との確実な接着が得られない．接着性レジンそのものは覆髄に使用できる可能性があるが，**結果の成否については不確実**といわざるを得ない．

MTA vs. 水酸化カルシウム

直接覆髄に用いる材料として，MTAを第一選択として推奨する臨床医は少なくない．MTAを用いた直接覆髄および断髄処置の臨床研究の多くにおいて，90〜100％の高い成功率が報告されており[12]（**図17**, **18**），筆者自身，MTAを用いて直接覆髄を行うようになって以来，思った以上に歯髄を保存できることに気づかされた．しかし，ここで注意しなければならないのは，MTAを使用すれば本当に水酸化カルシウムよりもすぐれた臨床成績が得られるのかという点である．比較対照のない臨床成績の報告は，どれだけたくさんあったとしても，MTAが他の材料よりすぐれている証拠にはなら

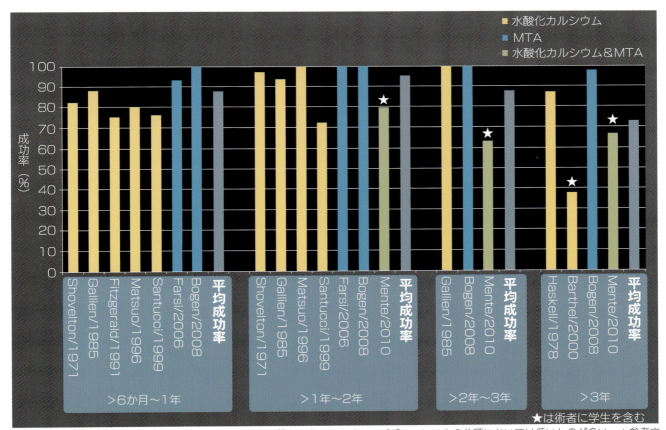

図17 直接覆髄の臨床成績．ただし，ここに示す研究の質は一定ではなく，エビデンスレベルの分類においては低いものが多い．＊参考文献12より改変引用．

ない．また，実験室の研究でどんなにすぐれた結果が得られたとしても，臨床で必ずしも同じような結果になるとは限らない．材料の優劣は，公平に比較した臨床試験を行うことではじめてわかる．そのための研究デザインは，ランダム化比較試験(以下，RCT)である．

2017年現在，水酸化カルシウムとMTAを比較したRCTが4つある．そのうち，Qudeimatら[17]およびChailertvanitkulら[18]の報告では両者に差は認められず，Hiltonら[19]およびKundzinaら[20]の報告によると，MTAのほうが予後がよい．しかし，Hiltonらの研究では，臨床症状のみで成功と失敗を評価した場合には有意差があるのに対し($P=0.046$)，エックス線透過像を認めるものを失敗に含めると有意差は認められない($P=0.067$)．エックス線写真で根尖部に透過像を認める場合は失敗とするのが一般的であるため，4つのRCTのうちでは，Kundzinaらの報告でのみ差が認められたともいえ，**MTAのほうが水酸化カルシウムよりもすぐれているとはいいきれない**ことがわかる．ただし，Kundzinaらの報告における水酸化カルシウム群の成功率は約52%であり，この値が一般的に報告されている成功率よりも明らかに低い[12]ことから，水酸化カルシウムを用いた術式のどこかに不備があった可能性も考えられる．その一方で，同じ術者がMTAを用いた群では85%の成功率が得られており，これまで報告されてきた数値[12]とあまり変わりがない．

したがって，MTAのほうが，術者の技術に結果が左右されにくく，**水酸化カルシウムの取り扱いに不安がある場合などは，MTAを用いることで成功率を高められる可能性**があるといえる．

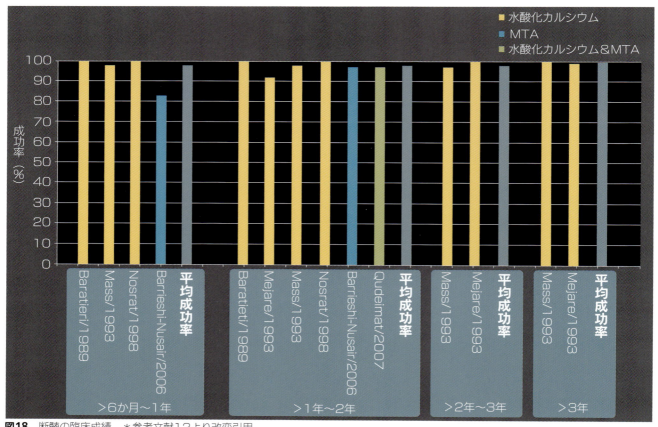

図18 断髄の臨床成績．＊参考文献12より改変引用．

3-4 MTAを用いた直接覆髄の術式

術前診査

　直接覆髄の適応症は，教科書的には，「窩洞形成時の偶発的露髄で，露髄面が小さく（明確なエビデンスはないが，幅が2.0 mm程度までといわれている），かつ歯髄に細菌感染がない症例」とされている．また，「本法は露出した歯髄組織の保護と被蓋硬組織（デンティンブリッジ）の形成誘導を目的とする」とされているが[21]，実際には，教科書で規定されている適応症に当てはまらなくても歯髄を保存できる可能性があり，術前・術中・術後の診査による総合的な情報から判断する．

　術前診査として，問診，打診，電気歯髄診，温度診，エックス線写真撮影を行う．一般的な適応症は，**EPT（＋），打診痛（－），自発痛の既往（－），エックス線写真上で根尖部異常なし**，である．また，15歳以下であれば，打診痛（＋），自発痛既往（－）〜（＋），エックス線写真上で歯根膜腔拡大（＋），骨硬化像（＋）であっても，EPT（＋）であれば，治療の成功率が70％程度であることを患者に説明のうえ，同意のもとに歯髄保存を試みてもよいかもしれない（**図19**）．また，術前の診断だけで歯髄保存の可否を決めずに，**術中の診査と合わせて判断することが重要**である．

　歯髄の診査は非常に不確実なものであり，診査結果と実際の歯髄の状態は必ずしも一致しないことが組織学的な研究によりわかっている[22〜24]．つまり，臨床医は，この診断の不確実性を十分に考慮に入れて，保存するかどうかを決めなければならない．

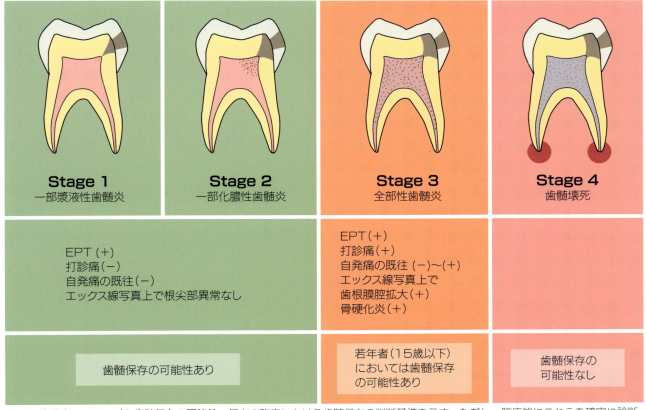

図19　歯髄炎のステージと歯髄保存の可能性．筆者の臨床における歯髄保存の判断基準を示す．ただし，臨床的にこれらを確実に診断する方法がないため，あくまでも大まかな目安である．

患者への説明と同意

歯髄を保存すると判断したなら，患者に利点・欠点・予後について十分に説明し，同意を得た後に処置を行う．たとえ歯髄壊死の可能性が1％であったとしても，壊死を生じた場合は強い痛みをともなうことが多いため，十分な説明と同意が必要である．

どれだけ診査を行っても，結果を100％保証する診断は存在しない．なぜなら，検査そのものが不確実であるうえに，患者や術者の価値観などが大きく影響を及ぼすからである．もっとも重要なことは，歯髄は一度除去してしまえば二度と戻ることはないという事実である（歯髄再生は近年注目されている重要なトピックではあるが，一般臨床医が日常臨床で用いる段階には至っていない）．無髄歯は有髄歯に比較して歯の喪失に至る確率が高いため，できる限り歯髄は保存したい．しかしながら，論文で報告されている歯髄保存の成功率だけで治療方針を決定することは適切でなく，最終的には，患者に歯髄保存の成功率と今後起こりうる歯髄壊死にともなう痛みの発生や再治療の可能性を十分に伝えたうえで，患者とともに方針を決定することが望ましい．

う蝕の除去

う蝕をどこまで除去すべきかについては，まだ議論が残っている．う蝕が歯髄に到達していない場合には，完全なう蝕の除去を行わなくても，歯髄壊死を生じる頻度は完全除去した場合と変わらないという報告がある[25]．

しかし，う蝕除去によりいったん露髄が生じた場合は，可能な限りう蝕を完全に除去するよう努めるべきと筆者は考えている．直接覆髄の長期予後を決めるのはマイクロリーケージの有無であるため，感染源の除去に加え，**仮封材や修復材をなるべく健全な歯質と接着**させる条件を整え，**細菌の侵入を防ぐ**ことが重要だからである．

露髄面の大きさそのものは直接覆髄の予後に影響を及ぼさないため，たとえ露髄面が大きくなったとしても，う蝕をしっかりと除去するのがよい．う蝕を除去することで直接覆髄を行えないほど大きな露髄になった場合は，断髄もしくは抜髄を選択する．

術中診査

露髄することは，決して悪いことばかりではない．歯髄の状態を直視できるので，より正確な診断を行えるからである．問診や電気歯髄診などの間接的な診査を補う非常に重要な情報となる．術中に診査できる項目として，**「露髄の大きさ」「歯髄の色調」「止血の可否」**がある．

①露髄の大きさ

歯髄の治癒は感染の有無により決まるため，露髄の大きさそのものは予後に影響を及ぼさない[2]．露髄の大きさはあくまでも感染の結果を示すに過ぎず，それ以外の要素を十分に検討する必要がある（**図20**）．

②歯髄の色調

露髄に際しては，歯髄の色調をよく視ることが大切である．筆者の私見であるが，露出した歯髄が**ピンク色〜赤色**であれば健全歯髄に近い．一方，**白色**である場合や，

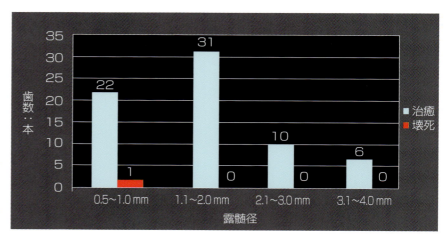

図20 外傷歯における露髄の大きさと歯髄の治癒．複雑歯冠破折における露髄の大きさは，直接覆髄の予後に影響を及ぼさない．とくに歯髄壊死を生じたケースが，もっとも露髄の小さい群に含まれることに注目．

冠部歯髄が存在しなかったり，膿が混じるようであれば，歯髄壊死に近いと判断できる．

マイクロスコープがある場合は，より詳細に歯髄の状態を観察することが可能で，臨床判断に役立つ．健全歯髄の場合，上記の肉眼所見に加え，歯髄そのものからの出血を確認できる．歯髄壊死が生じている場合は，歯髄からの出血はない．白い壊死した歯髄の周囲から出血を認めることもあるが，歯髄そのものからの出血がない場合は，歯髄壊死と判断するほうが無難である．また，壊死した歯髄の多くは，弱圧のエアーをかけると容易に動き，健全な形態を維持していないことが多い（図11h）．

③止血の可否

止血の可否が，歯髄壊死が生じるかどうかの指標になる可能性が報告されているが[26]，止血時間と歯髄壊死との相関関係はない．この報告は，露髄部からの出血の程度として，±：にじみでる程度，＋：わずかだが明らか，＋＋：量は多いが30秒以内に止血可能，＋＋＋：量が多く，30秒以内に止血不可，の4段階で評価し，±と＋の成功率は＋＋と＋＋＋の成功率より高かった（それぞれ88.6%，55.6%）としている．しかし，それぞれの成功率を見ると，±が82.6%，＋が100%，＋＋が33.3%，＋＋＋が66.7%であり，出血の程度と成功率に一貫性が認められない．30秒以内に止血可能であっても成功率が33.3%であり，30秒以内の止血は歯髄保存の判断基準になりにくい．また，出血がにじむ程度でも，23例中4例に歯髄壊死が生じており，その

MTAを用いた直接覆髄の術式

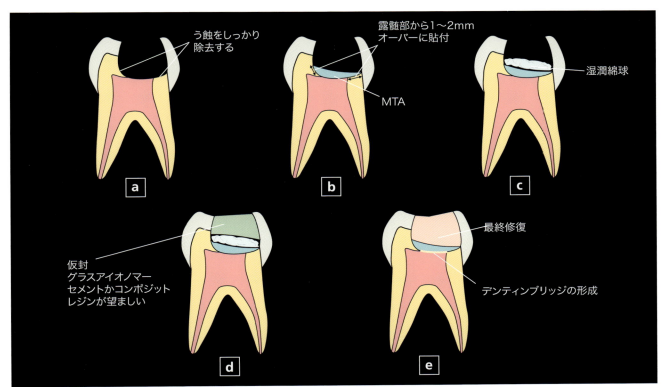

図21a 露髄面が多少大きくなっても，う蝕を可及的に除去し，歯髄の色や止血の可否を確認する．
図21b MTAを貼付する．直接覆髄を行う場合は，露髄部の周囲象牙質を少なくとも1〜2 mm覆うようにする．
図21c 硬化が遅いタイプの製品は，MTAの上に湿潤綿球を置く．
図21d グラスアイオノマーセメントかコンポジットレジンで仮封を行う．長期間の咬合負荷に耐えるためである．
図21e リエントリーを行い，MTAの硬化を確認してから最終修復する．マイクロリーケージを防げる精度の高い修復を行うことが重要である．

MTA の貼付

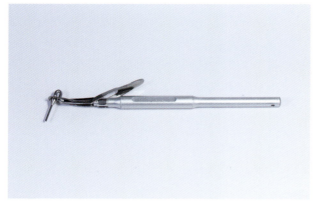

図22 「ニエットキャリア（標準サイズ）」（デンテック）．先端が長く，深い窩洞にも使える．浅い窩洞であれば，アマルガム充填器が便利である．

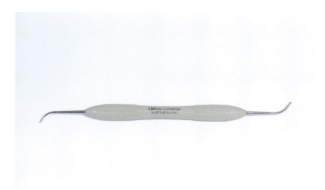

図23 「LM アルテコンデンサー」（LM インストゥルメント）．適度な長さがあり，先端は丸みを帯びた形態．MTA の形態修正をしやすい．

解釈が難しい．**止血の可否**は，炎症の強さや，患者の血小板や毛細血管の機能など，感染の有無以外の要素にも影響されるため，**歯髄保存の判断基準になりにくい**．

MTA を用いた直接覆髄の術式

MTA を用いた直接覆髄の術式を**図21a〜e** に示す．

① MTA の操作性

MTA はとてもすぐれた材料であるが，操作に慣れないと扱いにくい材料でもある．混水比により操作性が変わり，水分が多すぎると一塊で扱いにくく，逆に水分が少なすぎると硬化不良を起こす可能性がある．また，最終硬化まで4時間近くかかることも，その後の修復操作を行ううえで不便である．しかし，逆に，操作時間に余裕があるため，貼付操作途中に硬化してしまう心配がないことが利点ともいえる．また，貼付後に水分が少ないと感じれば，湿潤綿球などを用いて水分を追加することも可能である．

② MTA の混和

水と粉をスパチュラで混ぜてペースト状にし，約1分間混和する．このとき，水が多すぎるとキャリアで運びにくく，少なすぎるとボソボソになるうえに硬化不良を起こす可能性がある．適宜，水と粉を調整し，適度なペースト性状になるようにする．

③ MTA の貼付

MTA を露髄面にピンポイントで運ぶには少しコツが必要である．1つ目は器具の選択で，アマルガム充填器では露髄面までの距離が遠く，レジン充填器のようなインスツルメントでは運ぶ際に落ちてしまうことがある．筆者は，アマルガム充填器の先を細く長くした形の「ニエットキャリア」（デンテック）を好んで使用している（**図22**）．アマルガム充填器より先端が長いため，露髄部まで届きやすい．ただし，少し細いため1回に運べる量が少なく，数回にわたって操作を繰り返さなければならない．ちなみに，使用後は器具をよく水洗することが重要である．MTA が残っていると硬化し，器具が使えなくなってしまうからである．

「ニエットキャリア」により露髄面に MTA を貼付した後は，何らかのインスツルメントで形態修正を行う．筆者の場合は，「LM アルテコンデンサー」（LM インスツルメンツ）（**図23**）を好んで使用している．

④ MTA の上に湿潤綿球を置く

この操作が不要な製品もあるが，「ProRoot MTA」を使用する場合は，歯髄面に貼付した後，小さな湿潤綿球を置いて，いったん仮封を行う．

⑤**最終修復**

　湿潤綿球を置いた場合は，リエントリー後に最終修復を行う．初期硬化が早いタイプでは，貼付当日に最終修復を行うことができる．

　最終修復は，その精度が直接覆髄の予後に影響する可能性があるため，慎重に行わなければならない．コンポジットレジンの直接充填修復や間接修復など多くの選択肢があるが，どの方法がすぐれているというエビデンスはなく，どのような方法を用いるにしても確実な術式を心がけて，マイクロリーケージを防ぐことが重要である．

⑥**経過観察**

　術直後に**強い冷水痛が続くようであれば，接着不十分によるマイクロリーケージ**が疑われる．その場合は，一度，修復物を除去して再修復する勇気も必要である．それでも症状が変わらなければ，歯髄壊死へ向かっている可能性が高い．また，**歯髄壊死は長期間かかって徐々に生じる**[10]**ので，術後数週で覆髄処置が成功かどうかを判断することはできない**．このことも患者によく説明しておく必要がある．

　しかし，このような不確実性があったとしても，患者の費用対効果，治療回数，将来的な歯の喪失の可能性を考えた場合，歯髄保存を試みることは非常に意義が大きい．

　このCHAPTERでは直接覆髄へのMTAの応用について述べたが，保存不可能な歯髄をMTAという材料が保存可能にするわけでは決してない．適応症の厳密な選択と確実な術式をふまえてMTAを用いることで，直接覆髄の成功率の向上が期待できるということを覚えておきたい．

参考文献

1. Kakehashi S, Stanley HR, Fitzgerald RJ. The effects of surgical exposures of denal pulps in germ-free and conventional laboratory rats. Oral Surg Oral Med Oral Pathol 1965; 20: 340-349.
2. Cvek M. A clinical report on partial pulpotomy and capping with calcium hydroxide in permanent incisors with complicated crown fracture. J Endod 1978; 4: 232-237.
3. Fuks AB, Bielak S, Chosak A. Clinical and radiographic assessment of direct pulp capping and pulpotomy in young permanent teeth. Pediatr Dent 1982; 4: 240-244.
4. Robertson A, Andreasen FM, Andreasen JO, Noren JG. Long-term prognosis of crown-fractured permanent incisors. The effect of stage of root development and associated luxation injury. Int J Paediatr Dent 2000; 10: 191-199.
5. Robertson A. A retrospective evaluation of patients with uncomplicated crown fractures and luxation injuries. Endod Dent Traumatol 1998; 14: 245-256.
6. Fuks AB, Cosack A, Klein H, Eidelman E. Partial pulpotomy as a treatment alternative for exposed pulps in crown-fractured permanent incisors. Endod Dent Traumatol 1987; 3: 100-102.
7. Mejare I, Cvek M. Partial pulpotomy in young permanent teeth with deep carious lesions. Endod Dent Traumatol 1993; 9: 238-242.
8. Cox CF, Bergenholtz G, Fitzgerald M, Heys DR, Heys RJ, Avery JK, Baker JA. Capping of the dental pulp mechanically exposed to the oral microflora: a 5 week observation of wound healing in the monkey. J Oral Pathol 1982; 11: 327-339.
9. Cox CF, Bergenholtz G, Heys DR, Syed SA, Fitzgerald M, Heys RJ. Pulp capping of dental pulp mechanically exposed to oral microflora: a 1-2 year observation of wound healing in the monkey. J Oral Pathol 1985; 14: 156-168.
10. Horsted P, Sandergaard B, Thylstrup A, El Attar K, Fejerskov O. A retrospective study of direct pulp capping with calcium hydroxide compounds. Endod Dent Traumatol 1985; 1: 29-34.
11. Bjorndal L, Reit C, Bruun G, Markvart M, Kjaeldgaard M, Nasman P, Thordrup M, Dige I, Nyvad B, Fransson H, Lager A, Ericson D, Petersson K, Olsson J, Santimano EM, Wennstrom A, Winkel P, Gluud C. Treatment of deep caries lesions in adults: randomized clinical trials comparing stepwise vs. direct complete excavation, and direct pulp capping vs. partial pulpotomy. Eur J Oral Sci 2010; 1: 290-297.
12. Aguilar P, Linsuwanont P. Vital pulp therapy in vital permanent teeth with cariously exposed pulp: a systematic review. J Endod 2011; 37: 581-587.
13. Kang SH, Shin YS, Lee HS, Kim SO, Shin Y, Jung IY, Song JS. Color changes of teeth after treatment with various mineral trioxide aggregate-based materials: An ex vivo study. J Endod 2015; 41: 737-741.
14. de Souza Costa C, Lopes do Nascimento A, Teixeira H, Fontana U. Response of human pulps capped with a self-etching adhesive system. Dent Mater 2001; 17: 230-240.
15. Hörsted-Bindslev P, Vilkinis V, Sidlauskas A. Direct capping of human pulps with a dentin bonding system or with calcium hydroxide cement. Oral Surg Oral Med Oral Pathol Oral Radiol Endod 2003; 96: 591-600.
16. Fernandes A, Silva G, Lopes N, Napimoga M, Benatti B, Alves J. Direct capping of human pulps with a dentin bonding system and calcium hydroxide: An immunohistochemical analysis. Oral Surg Oral Med Oral Pathol Oral Radiol Endod 2008; 105: 385-390.
17. Qudeimat MA, Barrieshi-Nusair KM, Owais AI. Calcium hydroxide vs mineral trioxide aggregates for partial pulpotomy of permanent molars with deep caries. Eur Arch Paediatr Dent 2007; 8: 99-104.
18. Chailertvanitkul P, Paphangkorakit J, Sooksantisakoonchai N, Pumas N, Pairojamornyoot W, Leela-Apiradee N, Abbott PV. Randomized control trial comparing calcium hydroxide and mineral trioxide aggregate for partial pulpotomies in cariously exposed pulps of permanent molars. Int Endod J 2014; 47: 835-842.
19. Hilton TJ, Ferracane JL, Mancl L. Comparison of CaOH with MTA for direct pulp capping: a PBRN randomized clinical trial. J Dent Res 2013; 92: 16S-22S.
20. Kundzina R, Stangvaltaite L, Eriksen HM, Kerosuo E. Capping carious exposures in adults: a randomized controlled trial mineral trioxide aggregate versus calcium hydroxide. Int Endod J 2017; 50: 924-932.
21. 田上順次，千田彰，奈良陽一郎，桃井保子・監修．保存修復学21 第3版．京都：永末書店，2006：84.
22. Lin L, Shovlin F, Skribner J, Langeland K. Pulp biopsies from the teeth associated with periapical radiolucency. J Endod 1984; 10: 436-448.
23. Baume LJ. Diagnosis of diseases of the pulp. Oral Surg Oral Med Oral Pathol 1970; 29: 102-116.

24. Seltzer S, Bender IB, Ziontz M. The dynamics of pulp inflammation: Correlations between diagnostic data and actual histologic findings in the pulp. Oral Surg Oral Med Oral Pathol 1963; 16: 969-977.

25. Ricketts DN, Kidd EA, Innes N, Clarkson J. Complete or ultraconservative removal of decayed tissue in unfilled teeth. Cochrane Database Syst Rev 2006; 3: CD003808.

26. Matsuo T, Nakanishi T, Shimizu H, Ebisu S. A clinical study of direct pulp capping applied to carious-exposed pulps. J Endod 1996; 22: 551-556.

PART 2 臨床テクニック

CHAPTER 4

根管充填

　感染根管治療の目標は、「感染の除去」と「感染経路の封鎖」の2点である。MTAを根管充填に用いるということは、「感染経路の封鎖」を達成するためにMTAという材料を利用するということに過ぎない。まちがっても、MTAを根管充填に使用することで、感染の除去が不完全であっても病変が治るなどと誤解してはいけない。あくまでも、「感染の除去」が可及的に達成されている状態がMTAを使用する大前提となる。そのうえで、MTAのもつ性質を十分に理解し、対象とする症例において、その使用が多くの利点をもたらすかどうかを熟慮しなければならない。

4-1　適応と禁忌

適応

　MTAを根管充填に応用する例としては、①根尖部が破壊されている症例、②根未完成歯などのオープンアペックスの症例、③シーラーとガッタパーチャポイントでの緊密な根管充填が難しい樋状根の症例などが挙げられる。また、④根尖部や根中央部付近にパーフォレーションがある症例で、そのリペアと同時に根管充填を行う場合にもMTAは適している。

禁忌

　根尖周囲組織に強い炎症が存在し、根尖孔から根管内へ滲出液の浸入がある場合には、MTAの硬化不良が生じることがあるので、使用禁忌である。また、酸性環境下ではMTAの封鎖性が落ちることが報告されており[1,2]、酸性環境をもたらす強い炎症がある場合は、根管清掃を終えた後に水酸化カルシウム製剤の貼薬を1〜2週間行って消炎を図ることが推奨される。

オープンアペックスへの応用とアピカルプラグ

　根尖性歯周炎とは、細菌由来の酵素や毒素だけでなく、炎症反応の結果として産生される宿主由来の酵素やサイトカインを含む炎症性メディエーターの作用によって、歯根膜の壊死や歯槽骨の吸収など、根尖部歯周組織が破壊されている状態である。炎症性骨吸収の進行にはRANKL-RANK系をはじめとする様々なシグナル経路が関与することが判明しており、それらを通して破骨細胞の分化と活性化がひき起こされる。このメカニズムと同様にして、分化および活性化された破歯細胞が、歯根膜が壊死して欠落した根尖部の歯根表面を吸収し、その結果として、根尖最狭窄部が失われる場合がある。また、根尖孔が未完成であったり、前医によって大きく拡大・破壊されたりしている場合には、根尖孔は大きく開いた状態となっている。

　そういったオープンアペックスの根管にシーラーとガッタパーチャポイントで充填を行うと、根管充填材が

根尖孔外に溢出する危険性が高い．また，こういった症例では，残存する歯根部の歯質が薄い場合が多く，根尖孔外への根管充填材の溢出を回避するために歯質をさらに切削してアピカルシートを形成すると，歯根の機械的強度を大きく損なうことになる．

このような状況の歯根に対して MTA を用いて**アピカルプラグ**(次項**4-2**で後述)をつくり，根管充填することは，シーラーとガッタパーチャポイントを溢出させないというだけでなく，MTA のもつ硬組織誘導能によって根尖周囲組織の治癒促進が期待できるという点でも理にかなっている．

これまで，オープンアペックスの根管に対しては，水酸化カルシウム製剤を貼付し，根尖孔の閉鎖を待つアペキシフィケーションが頻用されてきた．しかし，アペキシフィケーションには治療が長期化するという欠点がある．また，水酸化カルシウムの強アルカリに長期間曝されることで象牙質の強度が低下する[3]という報告もあり，歯根が脆弱化する危惧もある．MTA を根管充填に用いることで，水酸化カルシウム製剤を用いたアペキシフィケーションのもつこれらの問題点をクリアすることが可能であると考えられる．ただし，MTA も硬化後一定期間は強アルカリ性を示す材料であるため，歯質の強度が低下する可能性も否定できない[4]ことから，アピカルプラグの厚みは必要最小限にとどめるべきである．

4-2 根管充填の方法

アピカルプラグの形成

MTA を用いたアピカルプラグの形成に際しては，まず，根尖周囲組織からの**滲出液の浸入が止まっていること**を確認する．混和した MTA を「MTA ブロック」(オブチュラスパルタン)や「MTA フォーマー」(ジーシー)を用いて成型し，プラガーの先端ですくい取って根管口から根尖部まで運ぶ(**図1a**)．この際，**根尖部に水分をごく少量だけ残した状態にしておくと，MTA がその水分を吸って根尖方向に流れてくれる**(**図1b**)．ただし，根尖部に残す水分は多過ぎてはいけない．また，気泡の混入がないことをマイクロスコープでしっかりと確認しながら操作を行う．何度か MTA を根尖部に運び，**約2 mm**の厚みまで充填し終えたら，太めのペーパーポイントで，MTA の表面を軽く叩くようにして根尖方向に圧接しながら余剰の水分を吸収する(**図1c**)．この時点でエックス線写真撮影を行い，根尖への MTA の到達度合と，死腔ができていないかを確認する．

MTA 最表層の水分がなくなった状態から，プラガーで素早く軽く叩いて振動を与えると，地震で生じる液状化現象のように最表層にまた水分が滲みあがってくる(**図1d**)ので，そこに MTA を追加で運んでいく(**図1e**)．あまり水分が滲みあがってこないようであれば，シリンジでごく少量の水分を追加する．これを繰り返し，目標とする厚みまで積層していく(**図1f**)．ペーパーポイントやプラガーでの圧接の際に MTA を根尖から溢出させてしまわないように，ごく軽い力で MTA の表面を叩くように注意し，決して根尖方向に強く押し込んではいけない．また，確認のデンタルエックス線写真を撮影し，死腔が存在するようであれば，シリンジを用いて精製水で洗い流し，充填処置をやり直す．

プラガーを用いた MTA アピカルプラグ形成の手技

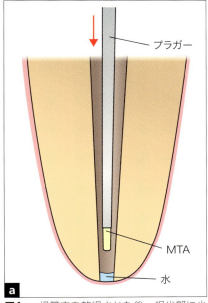

図1a 根管内を乾燥させた後，根尖部に少量の精製水をシリンジで滴下し，MTA をプラガーで根尖部まで運ぶ．

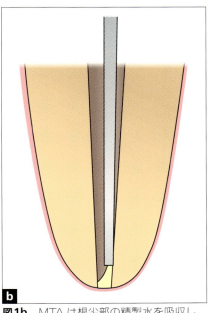

図1b MTA は根尖部の精製水を吸収し，根尖方向に流れる．さらにプラガーで混和泥を根尖方向に送る．

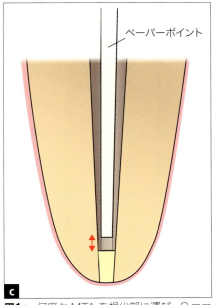

図1c 何度か MTA を根尖部に運び，2 mm 程度の厚みになれば，太めのペーパーポイントで MTA の表面を軽く叩き，根尖方向に圧接しながら余剰な水分を吸収する．

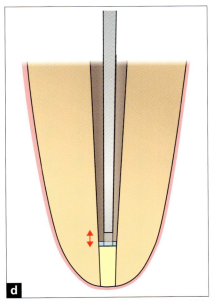

図1d 水分がなくなった MTA の最表層をプラガーで軽く叩いて振動を与えると，最表層にまた水分が滲みあがってくる．あまり水分が滲んでこないようであれば，シリンジでごく少量の水分を追加する．

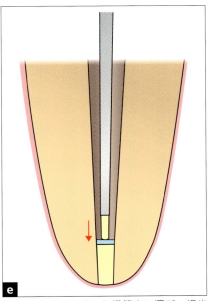

図1e さらに MTA を根管内に運び，根尖から目標とする MTA の厚みが得られるまで同様の操作を繰り返す．

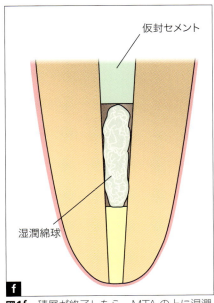

図1f 積層が終了したら，MTA の上に湿潤綿球を置き，確実に仮封する．

Lawaty テクニック—細い根管への充填

前述のような方法でアピカルプラグを形成するためには、プラガーが根尖部付近まで届く必要があるため、少なくとも#60程度の太さまで根管が拡大されている必要がある。一方、細い根管に対してMTAを充填する方法として、Lawaty テクニック[5]（**図2**）が紹介されている。

このテクニックでは、形成が終了した根管内を乾燥させ、根管口を覆うようにして混和したMTAを髄腔内に多めに填入する（**図2a**）。つづいて、マスターアピカルファイルよりも1サイズ小さなK-ファイルを作業長まで挿入し、上下動させながら根管壁に沿って円周状に動かし、根管の歯冠側を漏斗のように使用してアクセスキャビティに填入したMTAを根尖まで送り込んでいく（**図2b**）。根尖部にMTAが充填されてファイルの挿入深度が浅くなれば、1サイズ大きなK-ファイルに交換し、同様の操作を行う（**図2c**）。順次、挿入深度が浅くなれば太いファイルに交換していき、根尖から4～5mmのアピカルプラグができた時点でエックス線写真を撮影し、緊密に充填ができていることを確認する。K-ファイルは#60までを使用し、その後はプラガーを使用するという手順である（**図2d**）。

しかし、気泡を混入させずに緊密にMTAを充填することは非常に難しいため、筆者らは、この方法を採用することはほとんどなく、基本的に#60程度まで拡大した根管にMTAを適用するようにしている。

Lawaty テクニック

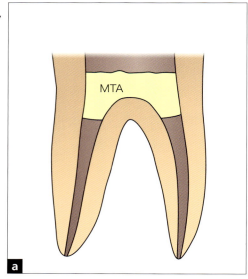
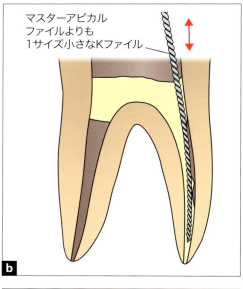
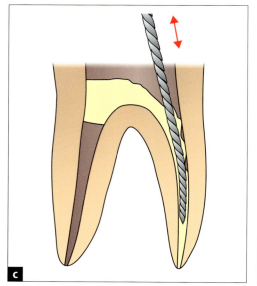
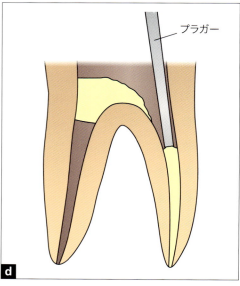

図2a 根管内を乾燥させた後、練和したMTAを髄腔内に多めに填入し、根管口を覆う。
図2b まず、マスターアピカルファイルよりも1サイズ小さなK-ファイルを用いて、MTAを根尖まで送り込んでいく。根尖部にMTAが充填され、ファイルの挿入深度が浅くなるまで操作する。
図2c ファイルの挿入深度が浅くなれば、1サイズ太いファイルに交換していき、#60まで同様に操作する。
図2d その後はプラガーを用いて、目標とする位置までMTAを充填する。

4-3 MTAによる根管充填の注意点

アピカルプラグの厚み

アピカルプラグの厚みは，MTAの根尖部での維持力と封鎖性に影響を及ぼす．

①維持力への影響

アピカルプラグとして設置された硬化後のMTAにプラガーで垂直方向の圧力をかけ，MTAが位置ずれを起こすのに必要な力を調べた研究[6]によると，MTAの厚みが4 mmの場合は，1 mmの場合の5倍以上の力が必要であったとされている．そして，水酸化カルシウムの1週間の貼薬がMTAアピカルプラグの維持力に影響を与えなかったことも併せて報告されている．

②封鎖性への影響

封鎖性については，種々の漏洩試験による評価が行われているが，結果はさまざまである．*Enterococcus faecalis*を用いて，50日間経過後の漏洩をPCR法で検出した報告[7]では，MTAアピカルプラグの厚みが1 mm，2 mm，3 mmの間で有意差はなく，すべての厚みで良好な封鎖性が認められている．しかし，*Actinomyces viscosus*を用いた他の研究[8]では，MTAアピカルプラグの厚みが2 mmでは漏洩があったが，5 mmでは70日後でも漏洩がなかったことが報告されている．また，液体透過試験を行った研究[9]では，3〜5 mmのMTAアピカルプラグと根管全体をMTAで充填した場合の比較がなされ，48時間後では根管全体の充填のほうが有意に漏洩は少なかったが，4週間経過後では有意差がなかったことが示されている．これらのさまざまな研究結果を統合すると，**推奨されるアピカルプラグの厚みは3〜5 mm程度**であると考えられる．

EDTAの封鎖性への影響

MTAを根管内に適用する前にEDTAで根管壁のスメア層を除去すると，有意に封鎖性が落ちることが液体透過試験で報告されている[10]．その原因が，スメア層が

表1 MTAを用いた根管充填の注意点．

- ◆根管内の感染源を可及的に除去したうえで行う．
- ◆根尖周囲組織の炎症がおさまり，滲出液の排出が止まった状態が好ましい．
- ◆MTAを使用する直前には根管内にEDTAを使用しない．
- ◆MTAによるアピカルプラグは3〜5 mmの厚みとする．

ないことなのか，もしくは残留してしまったEDTAの影響なのかは明らかになっていないが，いずれにせよ，**MTAを使用する日にはEDTAによる根管洗浄は行わないほうがよい**と考えられる．

垂直加圧充填のタイミングと封鎖性・破折抵抗性

MTAでアピカルプラグを形成後に，シーラーと熱軟化ガッタパーチャを用いて垂直加圧根管充填を行う場合，MTAの適用直後よりも，MTAがいったん硬化した後に根管充填するほうが色素漏洩は少なかったとの報告[11]がある．ただし，アピカルプラグ形成後の根管に対しては，シーラーと熱軟化ガッタパーチャによる充填を行うよりも，コンポジットレジンを充填したほうが歯の破折抵抗性が高くなることが報告されている[12]．

力への配慮

MTAを用いた根管充填の適用となる歯根は，根管が大きく拡大されて歯質が薄くなっている場合が多いので，患歯にかかる力を十分に考慮して処置方針を決定する必要があることはいうまでもない．筆者らは，そういった場合には，**MTAアピカルプラグの直上にグラスファイバーポストを併用してレジンコアを築造**している．

表1に，MTAを用いた根管充填の注意点をまとめる．

4-4 MTA による根管充填の臨床例

以下に，MTA（ProRoot MTA）を用いた根管充填症例を2例と，参考として，MTA を使用しなかった外科症例を紹介する．

MTA を用いてアピカルプラグを形成した症例

患者は32歳の女性．初診時のデンタルエックス線写真において，┌6に根尖病変と根分岐部病変を認めた（**図3a**）．また，近心根の根管内に破折ファイルの存在も疑われた．プロービングデプスは全周3 mm 以下であった．

修復物を除去し，根管治療を進めると，近心根管はイスムスの存在する扁平な1根管であった．近心根管の頰側には根管口付近で根分岐部への穿孔が存在し（**図3b**），舌側には破折ファイルが確認された．穿孔部周囲の清掃や破折ファイルの除去，イスムスの拡大には超音波チップを使用した．

根管清掃終了後，穿孔部からの滲出液の漏出を止めるために1週間の水酸化カルシウム製剤の貼付を行い，根管形態および根管口付近の穿孔も考慮して，近心根管全体を根管口まで MTA により充填した．遠心根管は，アピカルシートが付与できたため，シーラーとガッタパーチャポイントによる根管充填を行った（**図3c, d**）．根管充填から3か月後のデンタルエックス線写真では，根尖病変と根分岐部病変の治癒傾向が認められる（**図3e**）．

その後，┌7も根管治療を行ったが，樋状根であったため超音波チップを用いて根管清掃を行い，根管充填にはMTA をアピカルプラグとして使用した（**図3f**）．MTAによるアピカルプラグから根管口までの部分はポストスペースとして利用し，ファイバーポストとコンポジットレジンによる支台築造を行い，オールセラミッククラウンで修復した．

┌6，┌7の根管充填後，それぞれ1年5か月，10か月経過時に撮影したデンタルエックス線写真では，ともに良好に経過していることが確認できる（**図3g**）．

歯根端切除から8か月後に MTA で根管充填を行った症例

患者は28歳の女性．初診時のデンタルエックス線写真で7┐遠心根に根尖病変を認めた（**図4a**）．術前のCBCT 画像では，遠心根は根尖で遠心に湾曲しており，根尖病変は埋伏智歯の歯冠と接していることが確認された（**図4b**）．7┐に対して歯冠側からの再根管治療を行ったが，遠心根管を根尖の湾曲に沿って穿通することができず，根尖部根管内の感染源の残存により根尖病変を治癒に導けないことが危惧された．そこで，埋伏智歯の抜歯の際に抜歯窩からアプローチして7┐遠心根の根端を切除することを計画した．しかし，アクセスの点で，逆根管窩洞を形成して充填することは非常に困難であるため，後日あらためて，根管口から MTA を用いて根管充填を行うこととした．

埋伏智歯の抜歯後，先端を屈曲させた超音波ダイヤモンドチップ（**図4c**）を使用して，7┐遠心根の根尖からおよそ3 mm までを切除し，病変の搔把を行った（**図4d**）．同時に，根管口からストレートな超音波チップを挿入して切断面までの根管清掃を徹底して行い，根管内に水酸化カルシウム製剤を貼付し，仮封を行った（**図4e**）．

患者の都合により歯根端切除から8か月後に再来院となり，遠心根は MTA，近心根はシーラーと熱軟化ガッタパーチャを用いて充填を行った（**図4f**）．根管充填後1年2か月の経過をみると，遠心根の根尖病変の良好な治癒が確認できる（**図4g**）．

MTA を用いてアピカルプラグを形成した症例

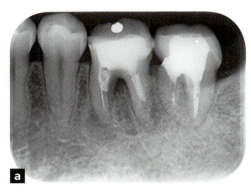
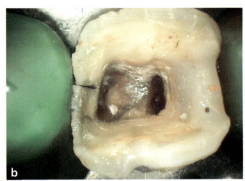

図3a 初診時デンタルエックス線写真．6には根尖病変と根分岐部病変を認め，7には不十分な根管充填を認める．
図3b 根管治療中の髄腔内写真．近心根にはイスムスが存在し，頬側の根管口付近に根分岐部への穿孔を認めた．

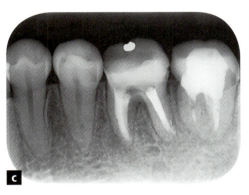
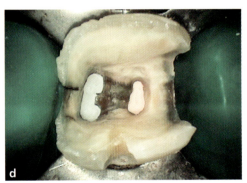

図3c 根管充填時のデンタルエックス線写真．
図3d 根管充填時の髄腔内写真．近心根管は MTA で，遠心根管はシーラーとガッタパーチャポイントを用いて根管口まで充填した．

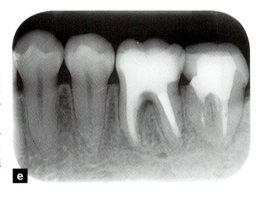
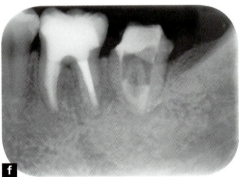

図3e 根管充填から3か月経過後の6のデンタルエックス線写真．根尖病変と根分岐部病変の縮小が確認できる．
図3f 7根管充填時のデンタルエックス線写真．根尖からおよそ5 mm の位置まで MTA を充填した．

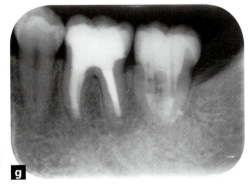

図3g 6と7の根管充填後，それぞれ1年5か月，10か月経過時のデンタルエックス線写真．

歯根端切除から8か月後に MTA で根管充填を行った症例

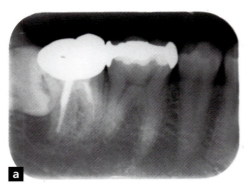
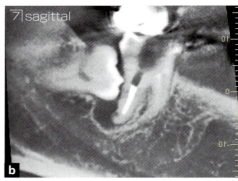

図4a 初診時のデンタルエックス線写真．7┐の遠心根に根尖病変を認める．
図4b 術前の CBCT 画像．7┐遠心根は根尖で遠心方向に湾曲しており，根尖病変は埋伏智歯の歯冠と接している．

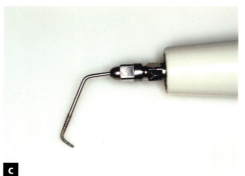
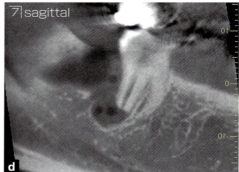

図4c 先端を屈曲させた超音波ダイヤモンドチップ．
図4d CBCT 画像により，埋伏智歯の抜歯窩からのアプローチにより7┐遠心根の根端が切除できたことを確認した．

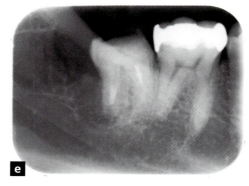
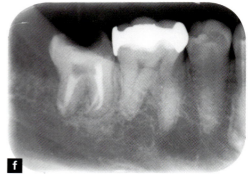

図4e 歯根端切除後のデンタルエックス線写真．根管口から超音波チップで根管清掃を行い，水酸化カルシウム製剤を貼付し，仮封を行った．
図4f 歯根端切除から8か月後，根管充填時のデンタルエックス線写真．遠心根は MTA，近心根はシーラーと熱軟化ガッタパーチャで根管充填を行っている．

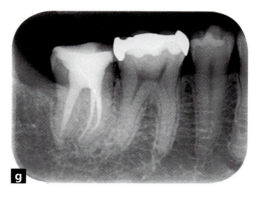

図4g 根管充填から1年2か月後のデンタルエックス線写真．遠心根根尖部にも歯槽硬線が認められる．

MTA を使用しなかった外科症例

患者は29歳の女性．10年ほど前に 2| の歯根端切除術を受けたが，2年ほど前から瘻孔が認められるとのことである（**図5a**）．初診時のデンタルエックス線写真において，患歯に装着されている修復物の適合不良と，根管壁と根管充填材の間に垂直的死腔の存在が確認された（**図5b**）．そのため，再度の根尖からの外科的アプローチ単独では，根管内の感染源だけでなく感染経路も残ってしまうこととなり，良好な結果を得られないものと考えられた．そこで，まず修復物を除去して歯冠側から再根管治療を行うことで，根管内を可及的に清掃した後，根管充填していない状態で外科処置を行い，根尖部の感染も除去してから根管全体を充填するという手順を採用することとした．

ただし，根尖から根管口までが筒抜けのこのような状況においては，MTA は硬化するまでの時間が長く安定性に欠けるため，根管充填材として適していない．そこで，硬化が速いという特性を重視し，レジン添加型グラスアイオノマーセメント（以下，レジン添加型GIC）を選択した（**図5h**）．仮に，根尖周囲組織と接する部分にどうしても MTA の使用を望むのであれば，レジン添加型

MTA を使用しなかった外科症例

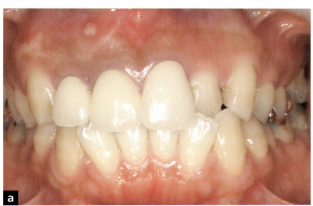

図5a 初診時口腔内写真．2| 根尖相当部に過去の手術による瘢痕と瘻孔を認める．歯周ポケットの深さは全周3 mm 以下であった．

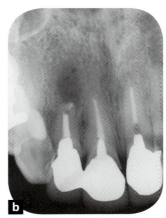

図5b 初診時デンタルエックス線写真．2| には適合の不良な修復物が装着されている．根管壁と根管充填材との間に垂直的死腔を，根尖部では逆根管充填材との間に死腔を認める．

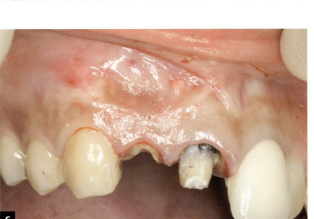

図5c 外科処置直前の口腔内写真．クラウン，ポストコア，軟化象牙質，根管充填材を除去し，歯冠側から根管内をできる限り清掃した段階で外科処置に移行した．

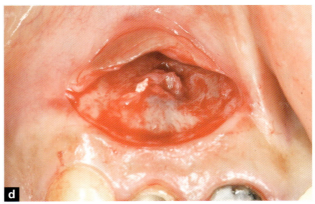

図5d フラップデザインについては，半月状切開は現在では推奨されていない．しかし，過去の手術瘢痕より，歯冠側の歯肉に血流の不足が生じる可能性が考えられるため，骨の裏打ちを確認したうえで，瘢痕を根尖側でなぞる形の半月状切開を採用し，全層弁で剥離した．

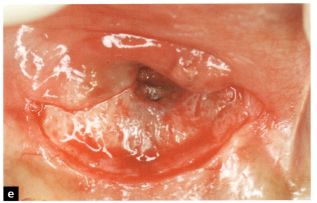

図5e 病変の肉芽組織を掻把し，歯根端を露出させた．以前の手術で歯根端の切除が行われているので，今回は切除せず，感染が疑われる黒く軟化した歯質を超音波チップで除去するのみにとどめた．骨窩洞内の完全な止血を図り，根管充填操作に移行する．

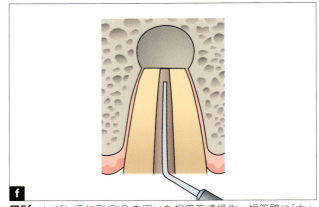

図5f レジン添加型GICを用いた根管充填操作．根管壁に「キャビティコンディショナー」(ジーシー)を30秒間作用させ，十分に水洗し，乾燥させた状態にしておく．練和した「フジアイオノマータイプⅡ LCブルー」(ジーシー)を「アキュドースニードルチューブ」(セントリックス)に填入し，「C-Rシリンジ」(セントリックス)にセットする．ニードルを根管口から挿入し，先端を根尖から2 mmくらい手前に位置づける．

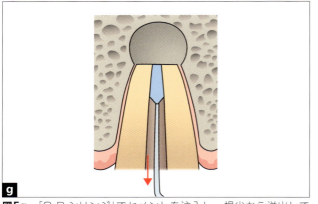

図5g 「C-Rシリンジ」でセメントを注入し，根尖から溢出してくることを確認した後，さらにセメントを注入しながらニードルを根管から引き抜いていく．

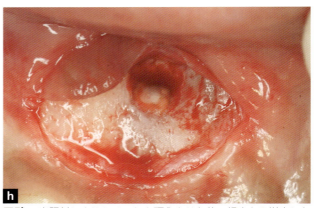

図5h 光照射によりセメントを硬化させた後，根尖から溢出したセメントをバーで除去し，根管充填を終えた．

GICを使用して逆根管窩洞の形態を付与し，根尖部だけにMTAを充填するという方法もあり得るが，手順が非常に煩雑となってしまう．たしかにMTAは生体親和性が高いが，この症例を見ると必ずしもMTAでなければならないということはなく，レジン添加型GICを使用しても臨床的には良好な結果が得られることがわかる(**図5j, k**)．今回採用した治療手順によって効果的な感染の除去と確実な感染経路の遮断を達成できたことが，成功のための大きな要因であったものと考えられる．

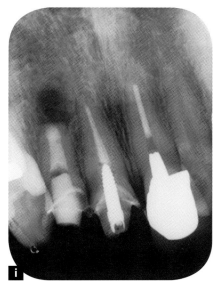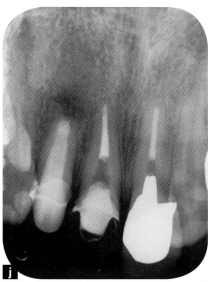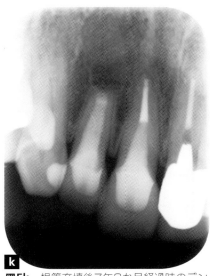

図5i 根管充填直後のデンタルエックス線写真．根尖から根管中央部あたりまで充填されたセメントが確認できる．骨窩洞に対して骨移植材は使用しなかった．

図5j 根管充填から7か月後のデンタルエックス線写真．根尖部のエックス線不透過性の増大が確認できる．根尖部にセメントを3 mmほど残して，グラスファイバーポストとコンポジットレジンを用いた支台築造を行っている．

図5k 根管充填後7年3か月経過時のデンタルエックス線写真．根尖部周囲に透過像は認められず，臨床症状もなく良好な経過をたどっている．

参考文献

1. Roy CO, Jeansonne BG, Gerrets TF. Effect of an acid environment on leakage of root-end filling materials. J Endod 2001; 27: 7-8.
2. Saghiri MA, Lotfi M, Saghiri AM, Vosoughhosseini S, Fatemi A, Shiezadeh V, Ranjkesh B. Effect of pH on sealing ability of white mineral trioxide aggregate as a root-end filling material. J Endod 2008; 34: 1226-1229.
3. Sahebi S, Moazami F, Abbott P. The effects of short-term calcium hydroxide application on the strength of dentine. Dent Traumatol 2010; 26: 43-46.
4. White JD, Lacefield WR, Chavers LS, Eleazer PD. The effect of three commonly used endodontic materials on the strength and hardness of root dentin. J Endod 2002; 28: 828-830.
5. Bogen G, Kuttler S. Mineral trioxide aggregate obturation: a review and case series. J Endod 2009; 35: 777-790.
6. Hachmeister DR, Schindler WG, Walker WA 3rd, Thomas DD. The sealing ability and retention characteristics of mineral trioxide aggregate in a model of apexification. J Endod 2002; 28: 386-390.
7. de Leimburg ML, Angeretti A, Ceruti P, Lendini M, Pasqualini D, Berutti E. MTA obturation of pulpless teeth with open apices: bacterial leakage as detected by polymerase chain reaction assay. J Endod 2004; 30: 883-886.
8. Al-Kahtani A, Shostad S, Schifferle R, Bhambhani S. In-vitro evaluation of microleakage of an orthograde apical plug of mineral trioxide aggregate in permanent teeth with simulated immature apices. J Endod 2005; 31: 117-119.
9. Martin RL, Monticelli F, Brackett WW, Loushine RJ, Rockman RA, Ferrari M, Pashley DH, Tay FR. Sealing properties of mineral trioxide aggregate orthograde apical plugs and root fillings in an in vitro apexification model. J Endod 2007; 33: 272-275.
10. Yildirim T, Orucoglu H, Cobankara FK. Long-term evaluation of the influence of smear layer on the apical sealing ability of MTA. J Endod 2008; 34: 1537-1540.
11. Matt GD, Thorpe JR, Strother JM, McClanahan SB. Comparative study of white and gray mineral trioxide aggregate (MTA) simulating a one- or two-step apical barrier technique. J Endod 2004; 30: 876-879.
12. Lawley GR, Schindler WG, Walker WA 3rd, Kolodrubetz D. Evaluation of ultrasonically placed MTA and fracture resistance with intracanal composite resin in a model of apexification. J Endod 2004; 30: 167-172.

CHAPTER 5

穿孔の封鎖

　穿孔とは，何らかの原因によって根管内と歯根表面が交通してしまう現象である．穿孔の場所や大きさは種々あるものの，多くは治療中に発生する偶発事故であり，歯科医師の解剖学などの知識不足に加え，不用意な器具操作によってもたらされる場合が大半を占める．その他の病的な原因として，歯根吸収（内部，外部）や髄腔内のう蝕が進行して穿孔に至るケースがある．

　穿孔に対する処置方針は，それが治療中に生じた新鮮なものか，以前の治療ですでに起こっていて再治療の際に気づく陳旧性のものであるかによって異なる．ここでは，根管治療中によく遭遇する医原性の穿孔を取り上げ，MTAの使用も含めて，その処置について考察する．

5-1 穿孔の分類と封鎖の基本概念

　穿孔の部位と状態による分類を**図1**に示す．穿孔への対処法はその発生場所によって決定され，物理的封鎖と生物学的封鎖の2つの方法が選択される．**穿孔部が肉眼で確認できるところ**（**図1a₁, a₂, b, c**）の場合は，生体材料を用いて物理的に封鎖を行い，確認できないところ（**図1d**）に存在する場合は，薬剤を作用させることにより，硬組織（セメント質）の誘導を期待する．具体的には，**物理的封鎖に用いる材料はMTAか「スーパーボンドC&**

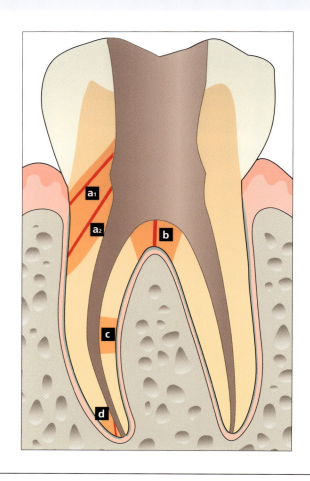

図1a～d 穿孔の分類．
a₁, a₂部　歯頸部付近の穿孔
● 歯根側壁にみられ，骨縁上（**a₁**）と骨縁下（**a₂**）に分類される．
● 髄腔開拡やダウエルコア形成の際に生じる．
b部　髄床底の穿孔
● 髄腔開拡のときに生じる．
c部　湾曲歯根内側面の穿孔
● 湾曲根管の湾曲点付近の内側部にみられる（ストリップパーフォレーション）
● 主に根管上部から湾曲点での形成時に生じる．
d部　根尖部付近の穿孔
● 湾曲根管の根尖部付近の外側部にみられる（アピカルパーフォレーション）．
● 根管下部の形成時に生じる

B」(サンメディカル．以下，「スーパーボンド」)であり，**生物学的封鎖を期待する薬剤は水酸化カルシウム製剤の**「ビタペックス」(ネオ製薬工業)である．

5-2 穿孔の診断

痛みと出血

ほとんどの穿孔は，髄腔開拡，ポストの形成時，あるいはファイリング中などに引き起こされる．治療時に何か通常とは違う感覚を覚え，よく確認したら穿孔していたというケースが多い．患歯の治療に浸潤麻酔を行っていない場合は，穿孔を起こした瞬間に患者は**痛み**を訴えるため，すぐに診断がつく．一方，患歯に浸潤麻酔を行っている場合は，穿孔を起こした瞬間は気づかないことがある．しかし，穿孔が起こると通常そこから**出血**してくるので，肉眼で，あるいはペーパーポイントを挿入することで確認できる．

電気的根管長測定器の利用

診断の一助となるのは，電気的根管長測定器（EMR）を利用する方法である．EMR は，2つの異なる測定周波数，すなわち口腔粘膜と根管内に挿入した測定電極（ファイル）の先端との間のインピーダンスの差を利用して解剖学的根尖孔を知るために開発された機器である．通常は，根尖孔よりファイルが突き出て，根尖周囲組織である歯根膜に接触した瞬間にメーターが APEX を越えて反応を示すため，それを基準に作業長を決定している．しかし，穿孔がある場合は，**その部分でメーターが振り切る**ことになるので，比較的容易に診断をつけることができる．ただし，根尖部に近いところのアピカルパーフォレーションはその限りではなく，また穿孔の場所や大きさを特定することはできない．さらに，歯根の破折や亀裂が存在する場合も，同様のメーターの動きをするので鑑別が難しい．

エックス線検査

デンタルエックス線写真では近遠心の一部しか読影できず，限界があることから，穿孔の診断には CBCT 撮影が必須である．撮影の前に根管内に**エックス線造影性を有する薬剤**を填入することで，穿孔部を明確にできる場合がある．筆者らは，ある一定の圧をかけて「ビタペックス」を根管内に填入することを実践している．

このようないくつかの診査を行うことで穿孔が判明したら，**図1**のどの部位であるかを判断し，**a～c** の範囲においてはマイクロスコープを用いてすぐに穿孔部の状態を精査する．

5-3 歯頸部付近の穿孔の原因と処置法（図1a₁, ₂部）

原因

図1a₁, a₂部の穿孔は，歯根の側壁（歯頸部直下から歯根の中央部あたりまで）に認められ，髄腔開拡やダウエルコアを形成する際にバーの方向を誤ることで引き起こされる．髄腔開拡には通常，角が丸くなったダイヤモンドバーやラウンドタイプのカーバイドバーが使用されるため，比較的大きな穿孔である場合が多い．また，ダウエルコアを形成するためのピーソーリーマーやラルゴリーマーも同様である．

とくに前歯部では，髄腔開拡を基底結節から行うことで，バーの先端が歯頸部より下方の唇側に突き抜けてしまうことがある（**図2**）．解剖学的見地からすると，前歯部の髄腔開拡のためのアクセス窩洞は，歯軸に平行で，かつ切縁を含む形態となる[1]（**図3a, b**）．しかし，歯質の削除量や審美性を考慮した場合，できる限り切端部の切削は避けたいため，基底結節あたりから歯軸に角度がついた方向にバーを進めた結果，このような事態が発生する．また臼歯部でも，アンギュレーション（近遠心方向の歯軸傾斜）やインクリネーション（頬舌方向の歯軸傾斜）を考慮せず，不用意な形成を行うと，とくに近心側および舌側に

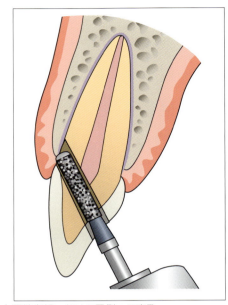

図2 上顎前歯部における唇側への穿孔．

穿孔を引き起こす危険性がある（**図4a～g**）．

この部位では，穿孔が骨縁上であるか，骨縁下であるかによって治療の考え方に違いがあるため，その診断は極めて重要になる．CBCT画像では唇側（頬側）の薄い皮質骨の範囲を判別することは困難であることが多く，

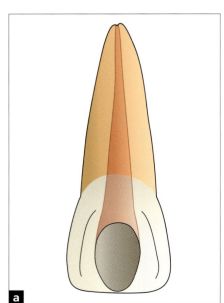
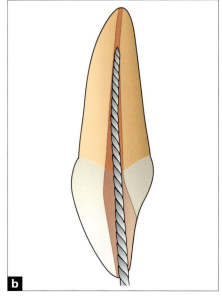

図3a, b 上顎前歯部で推奨されるアクセス窩洞．**a**：従来よりも窩洞外形は切縁よりに位置させるが，切縁は含まない．**b**：ファイルが従来よりもストレートに挿入できるだけでなく，口蓋側歯頸部の歯質の厚みが保存できていることがわかる．＊参考文献1より引用

下顎大臼歯の近心歯頸部直下の根管壁に穿孔を認めた症例

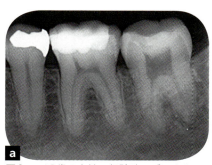
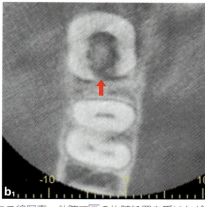
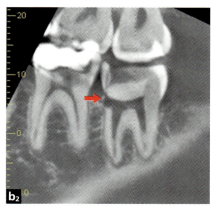

図4a 43歳の女性．初診時のデンタルエックス線写真．他院で7┘の抜髄処置を受けたが，翌日より激痛を認めた．その後3回通院するものの痛みは治まらず，当院を受診．咬合の際の痛みは非常に強く，食事が満足に取れない．
図4b₁, ₂ 同CBCT写真．近心歯頸部直下の根管壁に穿孔が確認できる（赤の矢印）．

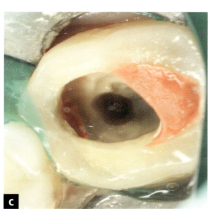
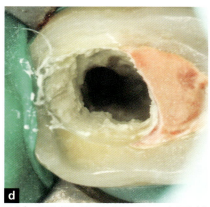
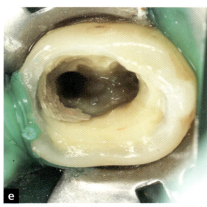

図4c マイクロスコープ下で穿孔部を確認．表面に出血は認められるが，比較的新鮮な創面であるため，3％の次亜塩素酸ナトリウム溶液と3％過酸化水素水による交互洗浄を行った．

図4d 穿孔部に慎重に「ProRoot MTA」を填入．

図4e 1週間後．「ProRoot MTA」が硬化していることを確認．

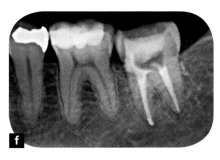
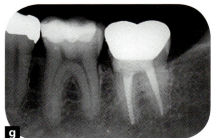

図4f 1週間後のデンタルエックス線写真．穿孔部には骨の裏打ちがあるため，填入した「ProRoot MTA」は大きくオーバーフローしていない．

図4g 2年6か月後のエックス線写真．歯周ポケットの形成や自覚症状もなく，エックス線所見にも問題は認められない．

上顎中切歯のスクリューポストが唇側に穿孔していた症例

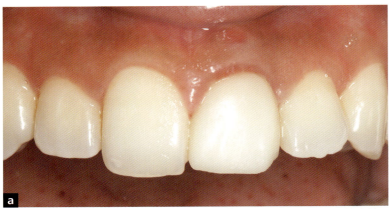
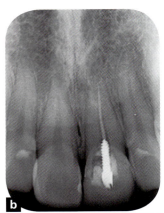

図5a，b 25歳の女性．2年前にA歯科医院で⎿1の抜髄処置を受けた．治療後，痛みが持続するもがまんできる程度であったため，経過をみていたところ，数日前に歯肉が腫れたため，B歯科医院を受診した．抜歯と診断されたが，なるべく歯を保存したいと訴えたところ，当院を紹介された．自発痛は軽度で間歇的であるが，がまんできる程度である．歯頸部直下の歯肉がときどき腫れるとのことである．

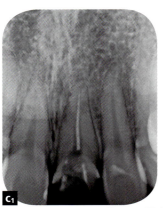
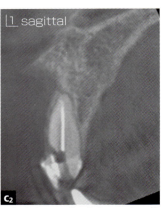
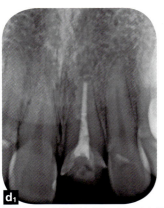
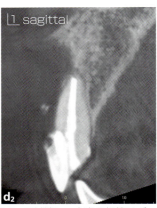

図5c1, 2 スクリューポストを除去した時点でのデンタルエックス線写真とCBCT像（矢状断面）．

図5d1, 2 穿孔部を「ProRoot MTA」にて封鎖し，本来の根管はガッタパーチャとシーラーにて充填した直後のデンタルエックス線写真とCBCT像（矢状断面）．

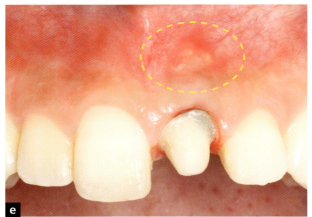
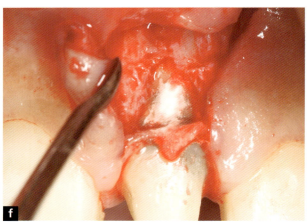

図5e 根管治療後1か月．歯頸部から5 mmほど根尖側（粘膜部）に歯肉の変色（黄色の点線枠部）が認められ，「ProRoot MTA」が粘膜下に押し出されていることが推察された．また，歯頸部あたりの歯質が一部黒く変色しているようすが観察された．

図5f 根管外からの穿孔封鎖．歯肉を翻転し，穿孔部を明示したうえで「BioMTAセメント」（モリタ）にて封鎖．

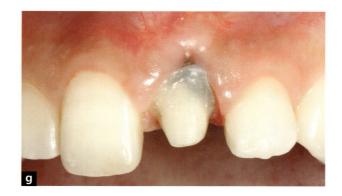

図5g 術後2か月．辺縁歯肉に退縮が起こり，歯頸部歯質の黒変は進行している．

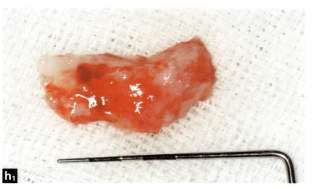

図5h₁,₂ 歯肉退縮とクラウン装着後に予想されるブラックマージンへの対応として，CTG（歯肉結合組織移植）を行った．h₁：採取した結合組織．h₂：移植時．

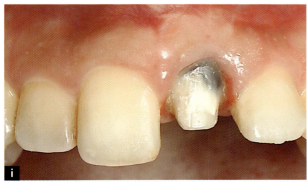

図5i 術後3か月．歯肉の状態も改善したため，ジルコニアクラウン製作に移行する．

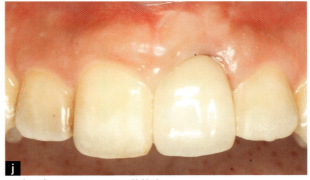

図5j ジルコニアクラウン装着時．

プロービングやボーンサウンディングによる診査が非常に重要である．最終的には歯肉を剥離して肉眼で確認することが決定的な診断となる．

処置法

①穿孔が骨縁上の場合

診査の結果，穿孔が骨縁上の場合（**図1a₁**）は，穿孔部の外側は歯肉結合組織であるため，歯根内部からMTAを填入しても止まらず，歯根外部にオーバーフローすることは明白である（**図5a～j**）．すなわち，コンデンスによる圧をかけることができないことから，結果的に緊密な充填は望めないことになる．このようなケースでは，歯質接着性を有する「スーパーボンド」が有利である．MTAを用いる場合は，歯肉を剥離して穿孔部を確認のうえ，外側から充填を行うようにする．

②穿孔が骨縁下の場合

骨縁下の穿孔(**図1a₂**)では，それが歯槽骨を貫いているか否かによって対処法が異なる．前者の場合は，骨縁上の穿孔と同様に考えて対処すべきであるが，穿孔部が深くて「スーパーボンド」が適用しづらいことが多いため，MTAの適応となる．その際，歯肉を剥離して，オーバーフローしたMTAを除去することが必要となるケースもある(**図6a〜k**)．後者の場合は，穿孔部の外側は骨組織であるためMTAが第一選択になる(**図7a〜g**)．ただし，穿孔部の歯質の厚みが薄いケースでは，結果的にMTAの層が薄くなり，将来的なマイクロリーケージの発生が懸念されることから，「スーパーボンド」のほうが有利かもしれない．

ここで，穿孔が骨縁下に存在する(穿孔範囲は歯槽骨内にとどまっている)場合のMTAを用いた封鎖術式を説明する．まず，穿孔部をよく確認し，その大きさや歯質の厚み，出血や肉芽組織の有無などを観察する．その際には，高倍率の拡大鏡かマイクロスコープを用いることが必須である．拡大率や，より明るい光源を提供してくれるという点で，ぜひマイクロスコープを使用したい．髄

上顎中切歯の根管形成時に穿孔を引き起こした症例

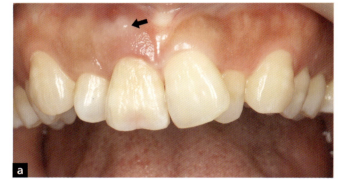

図6a 34歳の女性．初診時の口腔内写真．約2か月前にA歯科医院にて|1|の抜髄処置を受けた．2日後に上顔面が腫れたため，某歯科大学を受診し，投薬処置にて腫れは消退した．その後，B歯科医院で大きな穿孔があるため抜歯と診断されたが，できるなら歯を保存したいと考え，当院を受診．現在は，終日鈍痛を感じ，打診痛を認める．歯根中央部あたりの歯肉をおさえると疼痛を認める．唇側歯肉に瘻孔を認める(黒の矢印)．

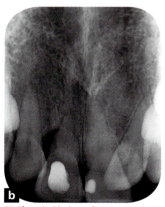

図6b 初診時のデンタルエックス線写真．遠心隣接面あたりの辺縁歯槽骨が吸収されていることが確認できる．

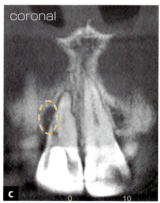

図6c CBCT像(前頭断面)．主根管ではない方向(遠心側に向けて)に歯根を貫く透過像が確認でき，周囲の骨も吸収しているようすが確認できる(黄色の点線枠部)．

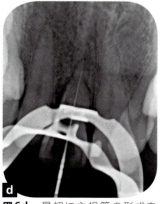

図6d 最初に主根管の形成を行った(穿孔しているため，EMRが正常に作動しないことから，作業長へのファイル試適をデンタルエックス線写真で確認した)．

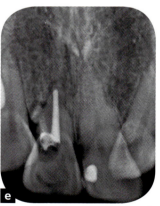

図6e その後，主根管はガッタパーチャポイントとシーラーにて充填し，穿孔部へは根管内から「BioMTAセメント」を充填した(骨の裏打ちがないため，かなりオーバーフローしている)．

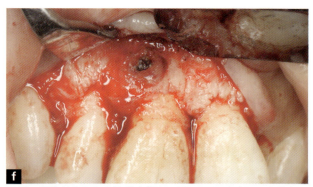

図6f 根管外からも穿孔部を「BioMTAセメント」にて充填するために歯肉を翻転したところ，根管内から充填した「BioMTAセメント」が硬化せずに黒変しているようすが確認された．

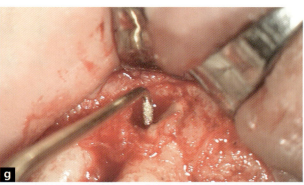

図6g 根管外から超音波チップを用いて穿孔部内を形成した．

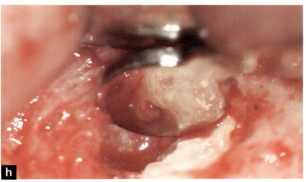

図6h 形成が終了した窩洞．

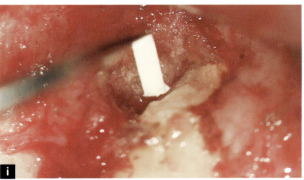

図6i 「MTAキャリア」にて適正な量の「BioMTAセメント」を充填．骨欠損部の歯根表面に「エムドゲインゲル」（ストローマンジャパン）を作用させ，歯周組織再生療法を行った．

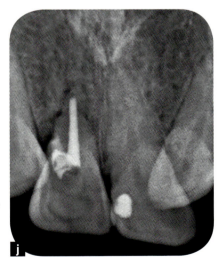
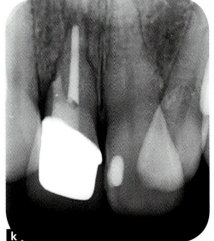

図6j 「BioMTAセメント」充填直後のデンタルエックス線写真．

図6k 術後2年のデンタルエックス線写真．穿孔部周辺の歯槽骨の回復が認められる．

上顎側切歯の唇側にガッタパーチャポイントが穿孔している症例

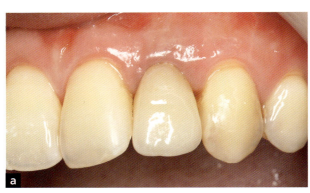

図7a 37歳の女性．約8か月前に|2に鈍痛を覚え，A歯科医院にて根管治療を受けた．約半年間の治療の後，根管充填まで行ったが，疼痛が消退しないためB歯科医院を受診したところ保存不可能との診断で，抜歯してインプラント植立を勧められた．できるなら歯を保存したいと考え，当院を受診．現在は，終日鈍痛を感じ，根尖部あたりの歯肉をおさえると疼痛を認める．打診痛（＋）．

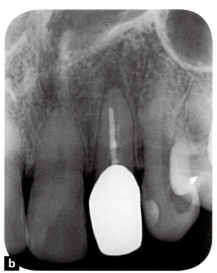
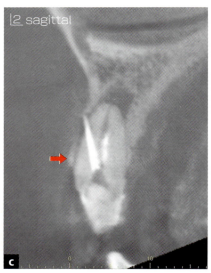
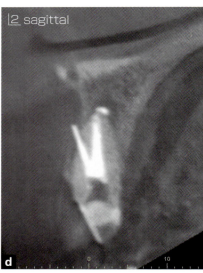

図7b 初診時のデンタルエックス線写真．
図7c CBCT像（矢状断面）．唇側中央部あたりにガッタパーチャと思われる不透過像が歯根を貫いているようすが認められた．その先端は，皮質骨で止まっているように見える．穿孔部よりも歯頸部側には歯槽骨が確認できる（矢印）．
図7d 主根管を形成・拡大後，「ProRoot MTA」にて充填を行ったが，根尖部からオーバーフローしてしまった．

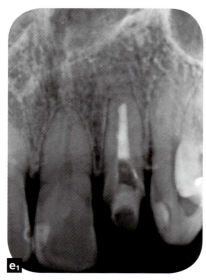
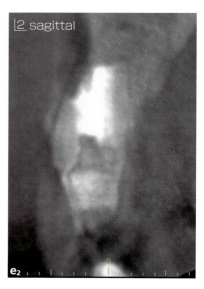

図7e1, 2 穿孔部を根管内部から「BioMTAセメント」にて充填したが，根尖部は歯根端切除を行った（デンタルエックス線写真とCBCT像〔矢状断面〕）．

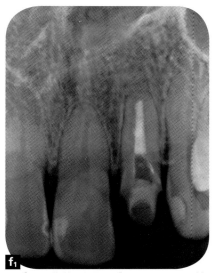
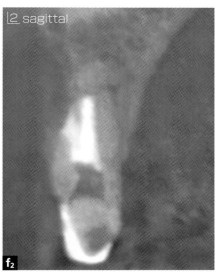
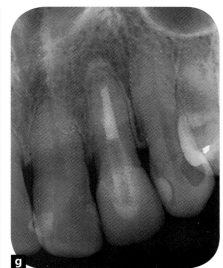

図7f₁, ₂　術後6か月のデンタルエックス線写真とCBCT像（矢状断面）．根尖部および穿孔部は治癒している．

図7g　術後1年6か月のデンタルエックス線写真．問題なく経過している．

腔開拡やダウエルコアの形成途中に穿孔を起こしてしまったケースでは，穿孔部周囲に感染は認められないか，あっても軽度である．ただし，出血の程度は大きいため，完全な止血を行わなければならない．

　一方，陳旧性（穿孔を起こしてから日が経っている）の場合，通常，穿孔部には肉芽組織が認められる．肉芽組織は時に根管内にまで増殖・侵入していることもあり，その表面は感染している可能性が高い．根管内に侵入している肉芽組織は慎重に除去する．その際，電気メスやレーザーがあれば便利である．除去後に出血が少ない場合は，即日にMTAの充塡を行うが，出血のコントロールが困難な場合は，凝血を期待して数日間「ビタペックス」を貼付する．そうすることで肉芽組織表面の殺菌も同時に達成できる．次回の処置時に「ビタペックス」を完全に除去することが難しく，多少残存することは否めないが，このことが予後を左右する要因にはならない．

　その後，2～5％の次亜塩素酸ナトリウム溶液と3％過酸化水素水を用いて穿孔部の交互洗浄を行い，MTAを填入するが，いくら慎重に操作を行っても根管外にMTAが溢出することは避けられない．穿孔部の大きさに応じて選択したプラガーを用いて，弱圧で，徐々にコンデンスを行い，できるだけオーバーフローしないように留意する．塡入が終了すればそこに湿った綿球を置き，水硬性セメントやグラスアイオノマーセメントなどで仮封を行う．数日間の経過観察後にリエントリーし，MTAの硬化が確認できれば目的は達成される．

5-4 髄床底の穿孔の原因と処置法（図1b部）

原因

図1b部の穿孔は，大臼歯で歯髄腔内に歯髄結石が存在する場合（図8）や，とくに高齢者によくみられる，第二・第三象牙質の形成によって歯髄腔が狭窄している歯の髄腔開拡時に起こりやすい．本来の歯髄腔が探索しにくいために，過剰切削の末に髄床底に穿孔してしまうケース（図9）が多く，とくに東洋人の下顎第二大臼歯によくみられるＣ字根[2,3]（樋状根）では，不用意に歯髄腔の中央を狙って髄腔開拡を行うと，このような穿孔を引き起こしてしまうこともある（図10a～d）．また，根管口明示の際にバー（根管口明示用のバーやピーソーリーマーなど）の挿入方向を誤ったり，径の大きなバーで形成した場合に，根管口の根分岐部側に穿孔を起こすことがある（図11a～f）．

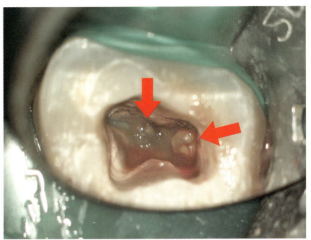

図8 歯髄腔内に存在する歯髄結石．

下顎第一大臼歯の髄床底に穿孔を認めた症例

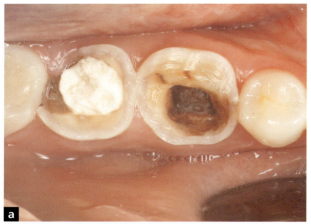

図9a 25歳の女性．他院にて7|6|の感染根管治療を受けていたが，痛みが消失せず，歯肉の腫脹も繰り返すので，当院を受診．自発痛は軽度であるが，咬合時にかなりの痛みを覚える．6|に打診痛が強く，初診時には髄腔開放処置がなされていた．

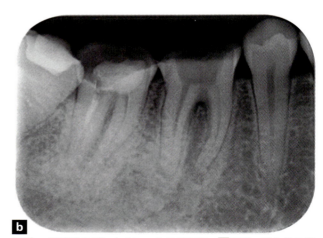

図9b 初診時のデンタルエックス線写真．6|の近・遠心根の根尖部と根分岐部に透過像が認められる．

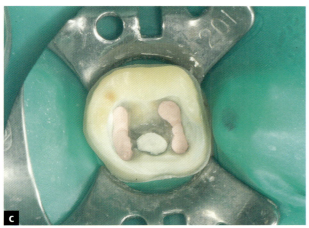

図9c ガッタパーチャとシーラーにて根管充填を行い，根分岐部の穿孔部はMTA(ProRoot MTA)にて封鎖した．

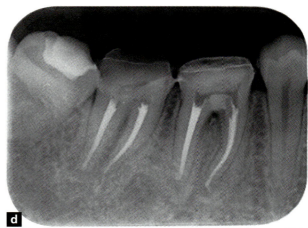

図9d 同デンタルエックス線写真．根分岐部からMTAは溢出せず，適切に充填できた．

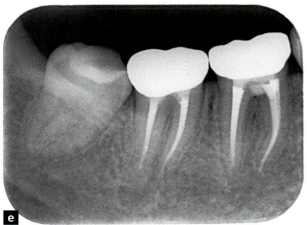

図9e 8か月後のデンタルエックス線写真．根分岐部の透過像は，消失し，治癒していると思われる．

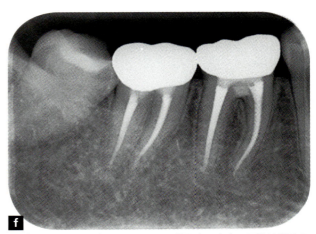

図9f 2年半後のデンタルエックス線写真．病変の再発は認められない．

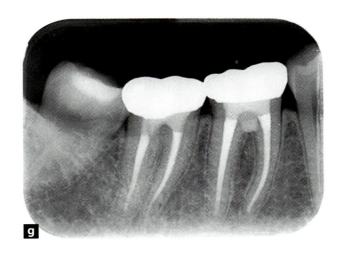

図9g 5年後のデンタルエックス線写真．臨床症状もなく，問題なく経過している．

下顎第二大臼歯（C字根）の髄床底に穿孔を認めた症例

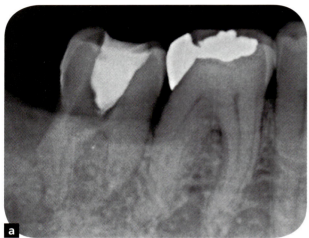

図10a 64歳の男性．初診時のデンタルエックス線写真（7⏌）．根管口が見つからないとのことで，他院から紹介により来院．髄腔開拡が遠心方向になされており，根分岐部あたりにも透過像が認められる．

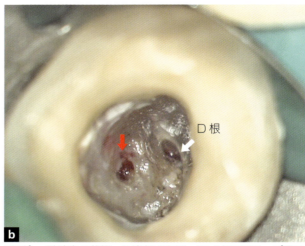

図10b 髄腔内の状態．C字根である．マイクロスコープ下で観察すると，遠心根の根管口が確認でき（白の矢印），根分岐部付近に穿孔が認められる（赤の矢印）．穿孔部からは出血が認められた．

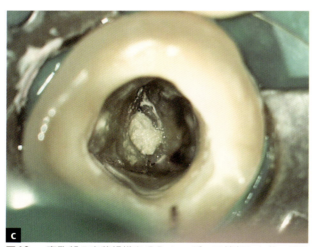

図10c 穿孔部の肉芽組織をCO_2レーザーで焼却した後，3％の次亜塩素酸ナトリウム溶液と3％過酸化水素水を用いて交互洗浄を行い，「ProRoot MTA」を填入した．

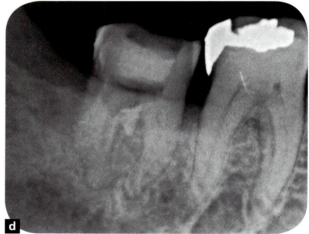

図10d MTA充填後のデンタルエックス線写真．「ProRoot MTA」がオーバーフローすることは避けられない．このケースでは，スーパーボンドの適用も考慮すべきだったかもしれない．

下顎大臼歯の根分岐部から遠心根内側にかけて穿孔を認めた症例

図11a 42歳の女性．初診時のデンタルエックス線写真．他院にて6の根管充填処置まで行ったが，自発痛が消失せず，歯肉が腫れてきたということで来院．根分岐部から遠心根内側にかけて不透過像が認められる．
図11b 穿孔部より根尖側の根管形成を行い，ガッタパーチャとシーラーにて根管充填を行う．

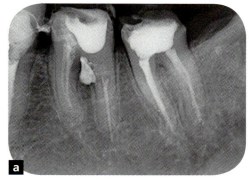
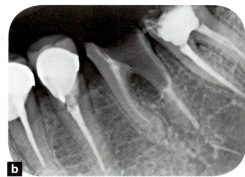

図11c フラップ翻転時．穿孔部と主根管を同時に根管内・外から「ProRoot MTA」で充填する．
図11d MTA 充填後のデンタルエックス線写真．根管外からもアプローチしているため，「ProRoot MTA」はオーバーフローがなく，歯根の形態に沿った充填が行えた．

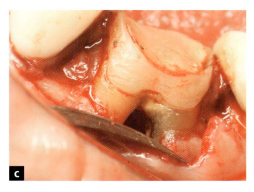
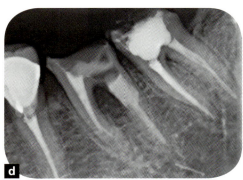

図11e 術後6か月のデンタルエックス線写真．根分岐部に若干の透過像は残っているものの，骨の再生が認められる．
図11f 術後5年6か月のデンタルエックス線写真．根分岐部に少し透過像が広がっているものの，臨床的に問題は起こっていない（歯周ポケットも正常）．

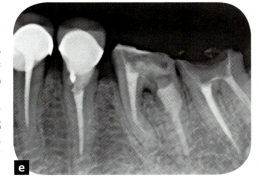
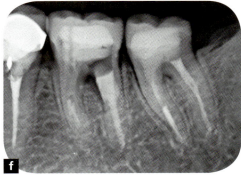

処置法

髄床底から根分岐部までの距離は，上顎大臼歯で 3.05±0.79 mm，下顎大臼歯で 2.96±0.80 mm という報告[4]があり，平均で約3 mm と考えられる．MTA の場合，3〜4 mm 以上の厚みがあれば十分な封鎖性を発揮できる[5,6]とされているので，通常は MTA を適用する．しかし，根管口直下あたりの内湾では，歯質が薄い部分もあり，その場合は「スーパーボンド」を選択することもある．いずれにしても，穿孔を起こした直後は，少なからず出血が認められるため，止血を十分に行うことが必須となる．

陳旧性の場合は，穿孔部からの感染により根分岐部病変が発生し，肉芽組織が髄腔内に侵入しているケースも多いため，**図1a₁**の骨縁上の穿孔の対処に準じて「スーパーボンド」を適用するのがよい．

5-5 湾曲歯根内側面の穿孔の原因と処置法（図1c部）

原因

図1c部の穿孔の多くは，大臼歯の複根歯で湾曲の内側面に起こる．大臼歯の根分岐部直下の根管壁は，通常，湾曲した側の歯質が薄くなっているため，不用意な根管拡大を行うことで菲薄な根管壁に穿孔を起こす，いわゆる**ストリップパーフォレーション**の好発部である（**図12**）．

湾曲根管にファイルを挿入すると，ファイルが真っ直ぐになろうとする特性から，根管壁と3点が接触したところでファイルは進まなくなる（**図13**）．そのため，根管口付近の**内側にはり出した象牙質**（**図13**の緑矢印）を除去し，根管から直線的に立ち上がる**便宜形態（ストレートラインアクセス）**を付与することが求められる．その一連の操作を**アクセスキャビティプレパレーション**とよぶが，通常は，湾曲点より少し手前から根管口に向けて，オリフィス用のNi-Tiファイルや専用のバーなどで形成を行う．そうすることでファイルの挿入が容易になり，湾曲度合いも少なくなるというメリットがある．しかしその反面，湾曲の内面（**図13**の赤矢印）の歯質が削除されることで菲薄になるというデメリットもある．**図12**を見てもわかるように，とくに下顎第一大臼歯の近心根は2根管性が多く，その断面を観察すると歯根間にくびれがある．Danger Zoneとよばれる部分で，ストレートラインアクセスを意識するあまり，そのあたりに穿孔を引き起こしてしまうことは意外と多い（**図14a〜e**）．

この部分での穿孔の特徴は，比較的広い範囲で起こり，それより根尖方向への拡大・形成を行うことで，創面がさらに広がってしまう危険性をはらんでいるという点である．とくに，感染根管治療で根尖病変をともなうケースでは，穿孔部より根尖方向での拡大が必須なため，治療に制限が生じることもある．

処置法

処置としては，穿孔部がそれ以上広がらないように慎重に根管治療を進め，根管充填はすべてMTAにて行う（**図15a〜f**）．根管充填の方法に関してはCHAPTER 4を参照されたい．ただし，そういった処置が施せない場合は，歯根抜去か，最悪は抜歯になることも想定しておく必要がある．

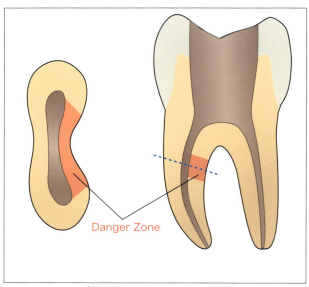

図12 ストリップパーフォレーションの好発部位．

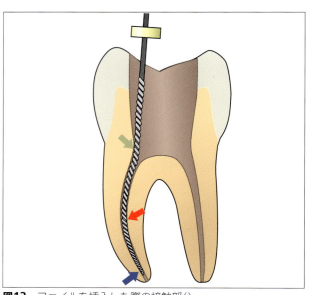

図13 ファイルを挿入した際の接触部分．

下顎臼歯部の根分岐部から近心根内側にかけて穿孔が認められた症例

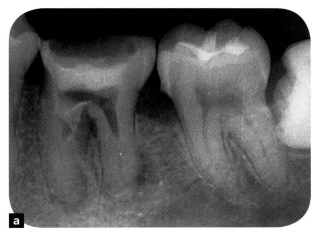
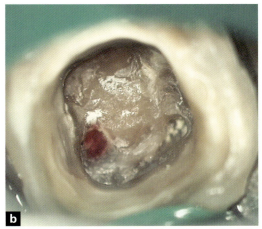

図14a 32歳の男性．初診時のデンタルエックス線写真．下顎左側半埋伏智歯周囲の歯肉が腫脹したため，他院を受診した際，「6の保存が難しいといわれ，セカンドオピニオンを求めて当院を受診．現在は，軽度の咬合痛があり，打診に対して違和感を認める程度である．根分岐部と近心根，および遠心根の根尖部に透過像が認められ，近・遠心根ともに根管がはっきりせず，石灰化しているように見える．
図14b 髄腔内の状態．近心舌側の内側に穿孔があり，出血が認められる．

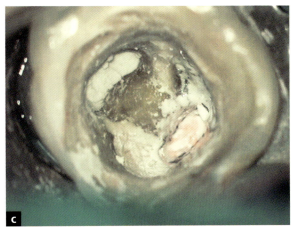
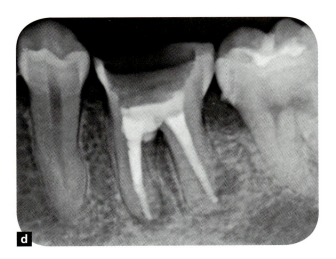
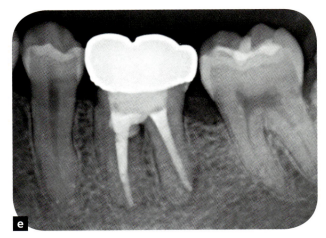

図14c 処置後の髄腔内．穿孔部は「ProRoot MTA」で充填を行った（遠心根は「ProRoot MTA」で，近心根はガッタパーチャとシーラーで根管充填を行った）．
図14d 充填直後のデンタルエックス線写真．穿孔部の「ProRoot MTA」は，オーバーフローもなく，適切に充填することができた．
図14e 術後3年9か月のデンタルエックス線写真．問題なく経過している．

CHAPTER 5 穿孔の封鎖

近心頬側根内側壁にストリップパーフォレーションを認めた症例

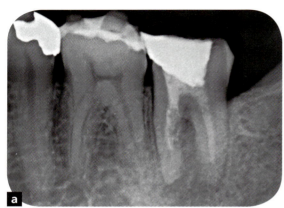

図15a 50歳の男性．初診時のデンタルエックス線写真．数週間前から強い自発痛があったため，他院にて7回根管治療を行ったものの症状が改善しないとのことで，紹介で来院．現在は，打診痛を認め，食事が満足に取れないとのことであった．根分岐部から近心根内壁に及んでストリップパーフォレーションが広範囲に認められる．

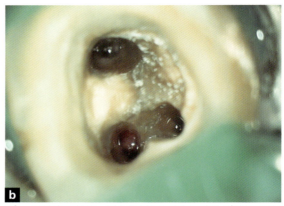

図15b 髄腔内の状態．近心頬側根の内側に穿孔が確認できる．穿孔部には，ポリープ状の肉芽組織が認められる．それぞれの主根管は，通法にしたがって拡大・形成を行った．

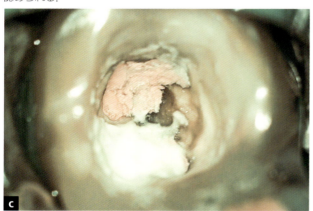

図15c 根管充填直後の髄腔内所見．近心舌側根と遠心根はガッタパーチャとシーラーにて根管充填を行った．近心頬側根は，「ProRoot MTA」にて主根管と同時に穿孔部も充填，封鎖を行った．

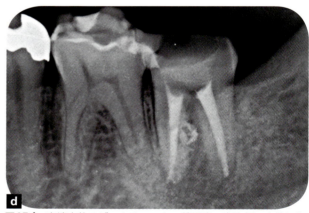

図15d 充填直後のデンタルエックス線写真．穿孔部に充填した「ProRoot MTA」はオーバーフローしている．

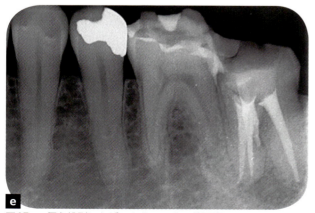

図15e 偏心投影したデンタルエックス線写真．

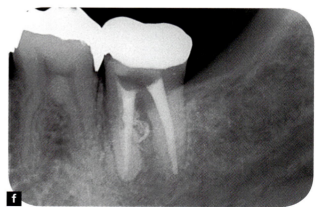

図15f 術後1年6か月のデンタルエックス線写真．問題なく経過している．

5-6 根尖部付近の穿孔の原因と処置法（図1d部）

原因

図1dの部分の穿孔は**アピカルパーフォレーション**とよばれ、不用意なファイルの操作によって引き起こされる。**図13**の根尖部（青矢印）では、正回転のファイリングを行うとファイルは外湾方向に誘導され、ジップ形成を招くことが多い（**図16a, b**）。それが、外湾の歯質を突き抜けてしまうと穿孔になる。この穿孔は、広い範囲で起こることはなく、マイクロスコープでも確認することは困難である。したがって、穿孔を起こしたことを認識することすらできない場合もあり、確定（診断）することは容易ではない。通常のデンタルエックス線写真でも近遠心的な湾曲は把握できるため、根尖近くで外湾部にアピカルパーフォレーションがあれば診断は可能である。しかし、頬舌的に湾曲している場合にはCBCTが有効である（**図17a〜g**）。

いったん穿孔を起こしてしまうと、そこより根尖側にある本来の根管を探索、追従することは非常に困難である。本来の根尖部付近に細菌などの起炎因子が残存すると、根尖病変を治癒に導けなかったり、その時点では病変がなくても将来発生する可能性も否定できない。治癒に導けない場合は、歯根端切除術（**図17e**）や抜歯に至ることもやむを得ない。しかし、抜髄処置時に生じた穿孔で感染の可能性が少ない場合は、「ビタペックス」を用いたアペキシフィケーションが有効な手段となることがある。アペキシフィケーションの詳しい解説はCHAPTER 6を参照されたい。

処置法

穿孔が起こった箇所より上部の根管の拡大、形成を十分に行ったうえで、根管内に「ビタペックス」を填入する。この処置が功を奏せば、数か月後にセメント質による封鎖が起こる。穿孔部付近に生体が許容できないレベルの感染が残っている場合はそのような治癒は起こらないため、数か月後に穿孔部閉鎖の有無を再評価することは必須である。再評価の方法としては、穿孔部より少し径の小さいファイルを、EMRのクリップに装着してゆっくりと慎重に挿入し、ファイル先端が硬組織に当たる感覚が触知できれば、穿孔部にセメント質による封鎖が達成されたと認識できる。その際、メーターがAPEXを越えて振り切れないことを確認することも重要である。封鎖が確認できれば、根管内の「ビタペックス」を可及的に除去したうえで、通法どおりガッタパーチャとシーラーにて根管充填を行う。

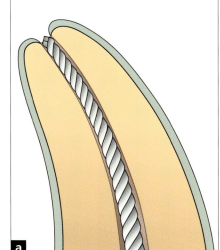 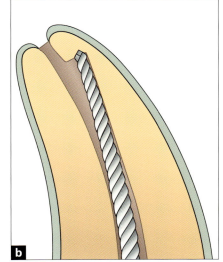

図16a 根尖部における適切なファイル操作。balanced force technique を用いた形成。
図16b 誤ったファイル操作。時計回りのファイル操作でジップを形成。このまま歯根を貫くとアピカルパーフォレーションになる。

CHAPTER 5 穿孔の封鎖

アピカルパーフォレーションを歯根端切除術で対処した症例

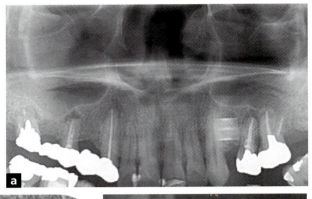

図17a 40歳の女性．初診時のパノラマエックス線写真．3̲の根尖部歯肉に瘻孔を認めたため，他院にて根管治療を開始した．自発痛・打診痛などの臨床症状は認めない．根管治療中も瘻孔が消失することはなかったが，3か月後に根管充填を行った．しかし，その後も瘻孔が消失しないため，紹介により来院．

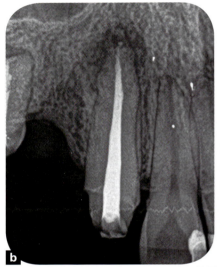

図17b 根管充填後のデンタルエックス線写真．根尖部に透過像が認められる．根管充填材が根尖部まで充填されていることが確認できる．

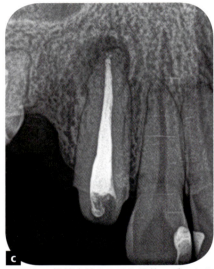

図17c 根管充填から3か月後のデンタルエックス線写真．根尖部の透過像に縮小傾向は認められない．

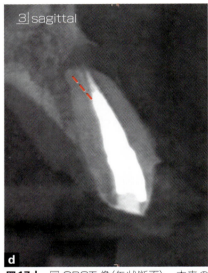

図17d 同CBCT像（矢状断面）．本来の根管は赤線の方向であるが，誤ったファイル操作で外側にアピカルパーフォレーションを引き起こしている．

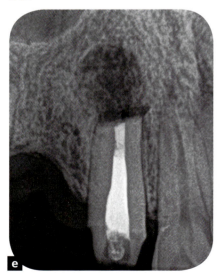

図17e 歯根端切除術後のデンタルエックス線写真．根尖部を約5mm切除し，約3mmの逆根管窩洞を形成後に「ProRoot MTA」にて充填を行った．

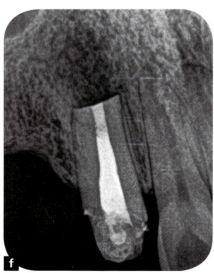

図17f 術後2か月のデンタルエックス線写真．根尖部周囲の不透過性が増し，治癒傾向が認められる．

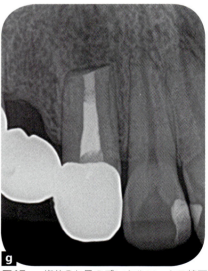

図17g 術後6か月のデンタルエックス線写真．根尖部周囲の治癒が認められる．

5-7 MTA,「スーパーボンド」,水酸化カルシウム製剤の使い分け

歯頸部付近と髄床底の穿孔(図1a, b部)

図1a, b部での穿孔では,従来から,主に「スーパーボンド」(サンメディカル)が選択されてきた.「スーパーボンド」は,アクリルレジン系の歯科接着用レジンセメント(4-META/ MMA-TBBレジン)で,接着性モノマーとして「4-META」,重合開始剤として「TBB」を採用している.TBBは水と空気に反応して重合する触媒なので,多少水分が存在する環境でも接着が可能であるという特徴がある.

穿孔に適用する場合,「スーパーボンド」は,充填というよりは被覆として使用するため,歯質が薄いケースでは第一選択と考えている.一方,**MTAは,十分な封鎖性を発揮するのに3〜4 mm以上の厚みが必要**とされている.すなわち,**「スーパーボンド」かMTAかを選択するポイントは,穿孔部の歯質がどれほどの厚みを有しているか**である.a_1部では,前述したように「スーパーボンド」が有利である.a_2部では,歯質の厚みが3 mmあるかないかでMTAと「スーパーボンド」を使い分ける.通常a_2部の歯質の厚みは3 mm以上存在することが多いためMTAが第一選択になる.b部の髄床底では通常MTAを選択するが,穿孔部が根管口の根分岐部側に認められる場合は,歯質が薄いことも多く,その際には

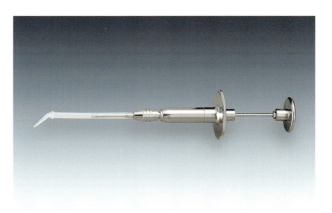

図18「スーパーボンドマイクロシリンジ」(サンメディカル).混和したスーパーボンドにシリンジトップの先端を挿入し,気泡を巻き込まないようにゆっくりとプランジャーを引いて吸引する.

「スーパーボンド」を選択する.

従来から,「スーパーボンド」の使用は筆積み法で行ってきたが,この方法で適度な粘稠度のものを適量貼付することは決して容易ではない.そこで近年,「スーパーボンド」の注入器具として専用のシリンジ「スーパーボンドマイクロシリンジ」(サンメディカル,**図18**)が発売された.滅菌可能なシリンジベースにディスポーザブルのシリンジトップを装着して使用する.ただし,専用のポリマー粉末が用意されており,混和クリア,混和ティースカラー,混和ラジオペークの3種類がある(**図19a〜c**).

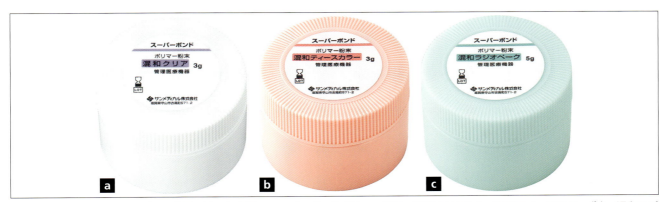

図19a〜c マイクロシリンジでの使用に適した専用のスーパーボンドポリマー粉末.混和クリア(**a**),混和ティースカラー(**b**),混和ラジオペーク(**c**).

「ビタペックス」を用いた穿孔封鎖 ＊月星光博先生の御厚意による

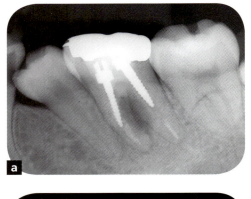
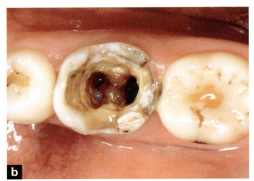

図20a，b 28歳の女性．術前．自覚症状はないが，6の根分岐部に透過像がみられる．

図20c ポストと根管充填材を除去したところ，近心根中央部に穿孔が認められた．通常の拡大・清掃を行った後に，穿孔部も含め根管に「ビタペックス」を填入した．

図20d 2週間後のデンタルエックス線写真．穿孔部の「ビタペックス」を残したまま，本来の根管をシーラーとガッタパーチャで充填した．「ビタペックス」の除去時には，水は使用せずにファイルでかきあげるように除去する．

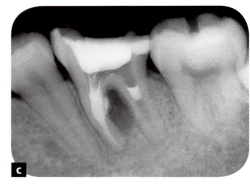
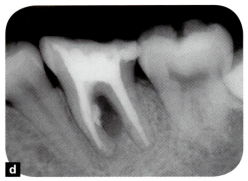

図20e 術後6か月のデンタルエックス線写真．穿孔部の病変はまだ消退していない．

図20f 1年3か月後のデンタルエックス線写真．病変は消退傾向にある．

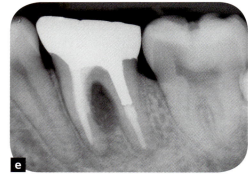
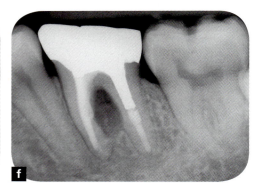

図20g 5年後のデンタルエックス線写真．

図20h 8年後のデンタルエックス線写真．長期間を経てやっと病変の改善が得られた．

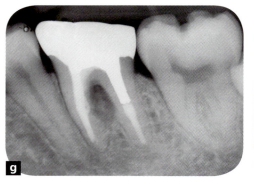
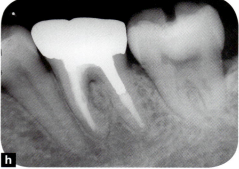

これら3種類は吸引可能時間が異なり，混和クリアと混和ティースカラーは1分以内，また混和ラジオペークは2分以内となっている．どれを選択するかは，色調と操作余裕時間などを考慮して使い分ける必要がある．

湾曲歯根内側面の穿孔（図1c部）

図1c部では，古くから，1つの方法として「ビタペックス」が用いられてきた（**図20a～h**）．慎重に根管の拡大・形成を行った後に，穿孔部を含めていったん根管全体に「ビタペックス」を充填する．エックス線写真にて穿孔部から「ビタペックス」が押し出されていることを確認して，しばらく不快症状が出ないかを経過観察する．次回来院時に本来の根管内の「ビタペックス」のみをファイルなどで丁寧に除去するが，その際，一切水や洗浄液などは使わない．その後，通法どおりガッタパーチャとシーラーにて根管充填を行う．穿孔部は，アペキシフィケーションと同様の治癒機転によってセメント質で封鎖されることが期待される．

「ビタペックス」を用いる方法の欠点は時間がかかることであり，治癒を待つ間に仮封材からのマイクロリーケージが生じる危険性がある．それを回避する意味では，MTAを用いた1回法は有利である．しかし，細くて湾曲が強い根管では，MTAによる根管充填には限界があり，とくに根尖部付近にMTAを緊密に填塞することは非常に困難である．最近，MTA系の根管充填用シーラーが登場したので，これを用いて単一ポイント法，あるいは側方加圧充填法で根管充填を行う術式に期待したいところであり，その有用性についての今後の評価を待ちたい．

参考文献

1. 吉田健二．間違えのないアクセス窩洞形成テクニック．the Quintessence 2013; 32: 3-5.
2. Zheng Q, Zhang L, Zhou X, Wang Q, Wang Y, Tang L, Song F, Huang D. C-shaped root canal system in mandibular second molars in a Chinese population evaluated by cone-beam computed tomography. Int Endod J 2011; 44: 857-862.
3. Jin GC, Lee SJ, Roh BD. Anatomical study of C-shaped canals in mandibular second molars by analysis of computed tomography. J Endod 2006; 32: 10-13.
4. Deutsch AS, Musikant BL. Morphological measurements of anatomic landmarks in human maxillary and mandibular molar pulp chambers. J Endod 2004; 30: 388-390.
5. Lamb EL, Loushine RJ, Weller N, Kimbrough WF, Pashley DH. Effect of root resection on the apical sealing ability of mineral trioxide aggregate. Oral Surg Oral Med Oral Pathol Oral Radiol Endod 2003; 95: 732-735.
6. Valois CR, Costa ED. Influence of the thickness of mineral trioxide aggregate on sealing ability of root-end fillings in vitro. Oral Surg Oral Med Oral Pathol Oral Radiol Endod 2004; 97: 108-111.

CHAPTER 6

アペクソジェネシスとアペキシフィケーション

歯内治療の目的は，歯髄や根管から感染を除去すること，および，その後の再感染を防ぐことであるが，歯髄の生活力や根管形態の違いなどから，根未完成歯では，根完成歯とは異なった対応が必要になることが多い．もっとも特徴的なのは，根未完成歯の場合は，歯髄の生死によって処置法や治癒のゴールが大きく異なり，生活歯に対してはアペクソジェネシスを，失活歯に対してはアペキシフィケーションを適用するという点である．

とはいえ，これらの処置に使用する材料としては，古くから水酸化カルシウムが第一選択であった．しかし，MTAが登場したことで，症例に応じて使用する材料の使い分けを考慮する必要性が生じてきた．ここでは，水酸化カルシウムとの比較も含めて，根未完成歯におけるMTA適用の可能性について考察する．

根未完成歯においては，歯髄の保存が可能な場合は断髄処置を行い，歯根の発育を待つ．このように，歯髄保存により結果として歯根の発育を助けることを「**アペクソジェネシス**」とよぶ（**図1**，**2**）．また，壊死が生じて歯髄の保存が不可能な場合は，歯髄や根管内の感染を除去した後，薬剤を用いて大きく開いた根尖孔を硬組織により閉鎖させる．これを「**アペキシフィケーション**」とよぶ（**図1**，**3**）．

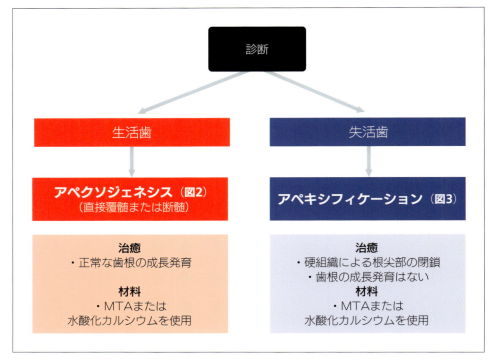

図1 根未完成歯の診断と治療方針．根未完成歯が生活歯か失活歯かで治療方針が変わる．生活歯の場合，直接覆髄または断髄による「アペクソジェネシス」を行い，正常な歯根の成長発育を期待する．失活歯の場合は，「アペキシフィケーション」を行い，硬組織による根尖孔の閉鎖を期待する．

アペクソジェネシスの症例　＊月星光博先生のご厚意による

図2a 8歳の女児．1|1 の露髄をともなう歯冠破折．他院で治療，外傷から5日目に来院．初診時，1|1 とも EPT（+），打診痛（+）．他院にて水酸化カルシウムを用いた断髄処置が行われ，「スーパーボンド C&B」（サンメディカル）で破折片が接着されていた．
図2b 初診時デンタルエックス線写真．
図2c 直接覆髄の再治療（約3 mm 断髄後に「ビタペックス」で覆髄，グラスアイオノマーセメントにて仮封）を行った．

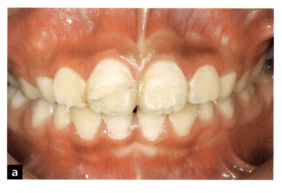
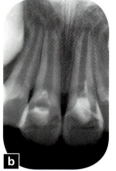
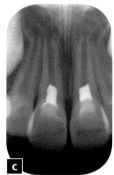

図2d 1| は6か月後に，|1 は8か月後に破折片の再接着を行った．
図2e 8か月後のデンタルエックス線写真．

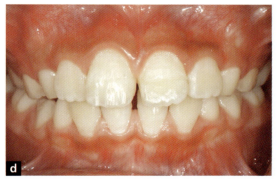
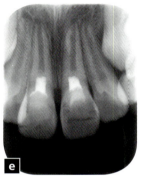

図2f 2年後の口腔内写真．
図2g 2年後のデンタルエックス線写真．歯根の正常な発育を認める．

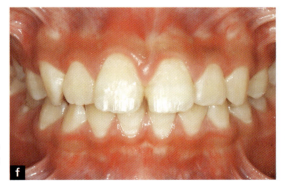
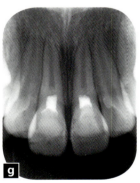

図2h 3年後の口腔内写真．正中離開をコンポジットレジン修復により審美回復した．
図2i デンタルエックス線写真にて歯根の正常な発育を認める．

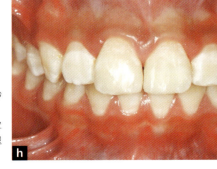
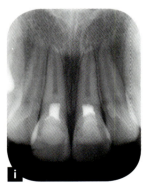

CHAPTER 6　アペクソジェネシスとアペキシフィケーション

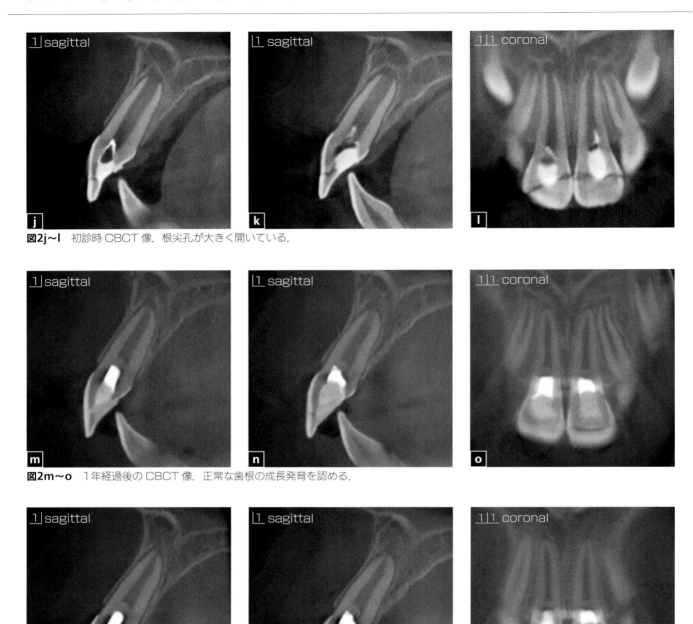

図2j〜l　初診時CBCT像．根尖孔が大きく開いている．

図2m〜o　1年経過後のCBCT像．正常な歯根の成長発育を認める．

図2p〜r　2年経過後のCBCT像．正常に歯根が完成した．

アペキシフィケーションの症例

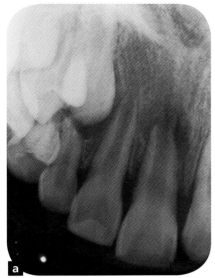

図3a 6歳の男児．初診時のデンタルエックス線写真．小学校で鉄棒をしていて落下し，地面で顔面を強打．痛みがなかったため，すぐに歯科医院は受診しなかった．受傷から2か月後，1」の根尖部あたりの歯肉が腫脹し，痛みもともなうようになったため，当院を受診．根尖部に病変と思われる透過像が認められる．EPT（－）．

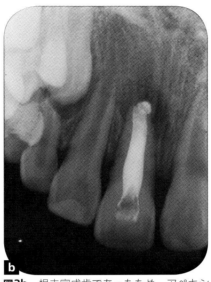

図3b 根未完成歯であったため，アペキシフィケーションを適用した．無麻酔下にて根管内を可及的に清掃し，「ビタペックス」（ネオ製薬工業）を填入した．歯髄組織は根尖部まで壊死していることを確認した．

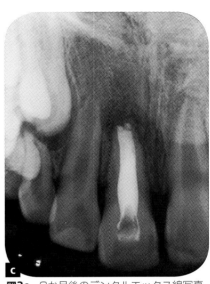

図3c 3か月後のデンタルエックス線写真．根尖部から溢出した「ビタペックス」は吸収している．根尖部の透過像に変化はない．

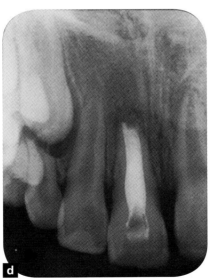

図3d 6か月後のデンタルエックス線写真．根尖部の透過像はほぼ消失し，病変は治癒したと判断したが，根尖部付近の歯根膜腔隙は不明瞭である．

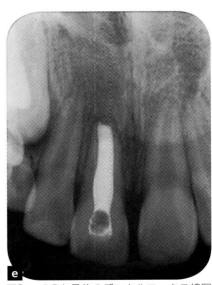

図3e 10か月後のデンタルエックス線写真．根尖部付近の歯根膜腔も明瞭になってきた．今後MTAを充填していく予定である．

6-1 歯根の発育成長と根尖部の治癒

根尖部の歯髄が生きている場合

歯根の発育は**ヘルトヴィッヒの上皮鞘**のはたらきにより生じる．外傷により歯髄が露出した場合，歯髄はほとんど感染していないため，根尖部のヘルトヴィッヒの上皮鞘にも影響はない．う蝕による露髄でも，冠部歯髄に血流がある場合は，免疫応答と歯髄内圧により感染は容易に根尖方向へは進まない．また，冠部歯髄全体が感染し，炎症が根部歯髄の半分まで到達した場合でも，根尖部付近の歯髄まで容易に感染が及ぶわけではない．さらに，根尖部にエックス線透過像を認める場合でも，根尖部付近の歯髄が生きていることがある[1]．以上のような状態であれば，ヘルトヴィッヒの上皮鞘のはたらきによる歯根の継続的な発育を期待できるので，**アペクソジェネシス**の対象となる（図4）．

根尖部の歯髄が壊死している場合

歯髄全体に感染が及び，根尖部の歯髄組織が壊死した場合は，歯根の継続的発育は期待できない．しかし，根尖部周囲組織からセメント質を形成する能力を有するセメント芽細胞を誘導し，根尖部に硬組織のバリアを形成する**アペキシフィケーション**が可能である（図5）．

アペクソジェネシス

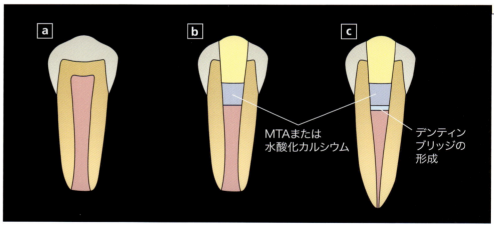

図4a アペクソジェネシスの適応症は生活歯である．
図4b 直接覆髄または断髄を行い，MTAまたは水酸化カルシウムを貼付する．
図4c 歯髄を保存することにより，歯根の継続的成長が生じる．

アペキシフィケーション

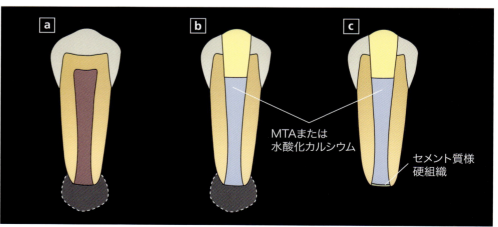

図5a アペキシフィケーションの適応症は失活歯である．
図5b 感染を除去し，MTAまたは水酸化カルシウムを貼付する．
図5c 約6か月後に根尖部が硬組織により閉鎖する．水酸化カルシウムを用いた場合は，除去後に根管充填を行う．

6-2 アペクソジェネシス

定義

　一般的にアペクソジェネシスは，「歯根の継続的成長を促進する歯髄温存療法である」と定義される[2]．簡単にいうならば，「**根未完成歯の直接覆髄や断髄**」である．この定義からすると，何らかの処置を施すことによって歯根を発育させるようなイメージがあるかもしれないが，実際には，「歯髄を保存することにより，通常生じる歯根の発育を妨げないようにする」というのが正確な表現かもしれない．つまり，治療のゴールは，根完成歯における歯髄保存療法のそれと同じである．唯一異なる点を挙げるなら，根未完成歯は歯髄の生活力が驚くほど高いため，根完成歯の場合よりも適応症が広いことである．

診断

　一般に，歯髄が保存可能かどうかは，感染の程度と歯髄の生活力によって決まる．感染が少なく，歯髄の生活力が高いほど，歯髄保存の可能性が高くなる．根未完成歯の場合は，もともと歯髄の生活力が非常に高いので，**感染の程度**のみを診断できれば，アペクソジェネシスの適応症かどうかがわかる．詳細な歯髄の診断と治療方針の考え方は直接覆髄と同じであり，詳細は CHAPTER 3を参照されたい．

①外傷

　感染がほとんどない露髄の代表例は外傷である．外傷によって露髄が生じ，1週間経過した場合でも多くの歯髄は保存可能である[3]．脱臼性外傷を併発している場合は歯髄壊死を起こす可能性が非常に高いが，まずは歯髄の保存を試みる（**図6a，b**）．

外傷による露髄とアペクソジェネシス

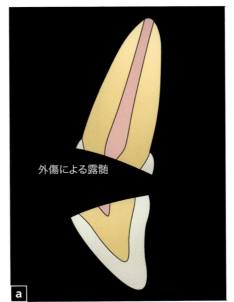
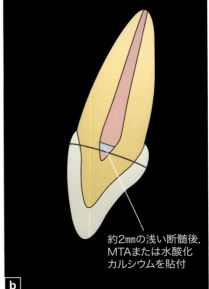

図6a 外傷による露髄はほとんど感染がないので，多くの場合，歯髄の保存が可能である．
図6b 約2mmの浅い断髄を行い，MTAまたは水酸化カルシウムを貼付する．

う蝕による露髄とアペクソジェネシス

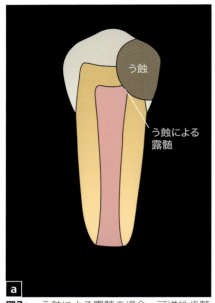
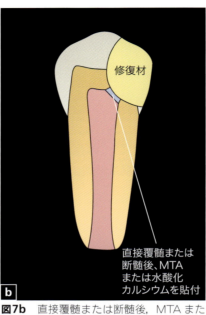
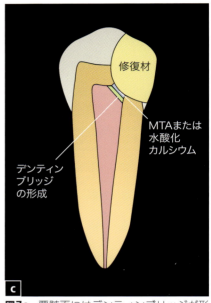

図7a う蝕による露髄の場合．可逆性歯髄炎が適応症となる．

図7b 直接覆髄または断髄後，MTAまたは水酸化カルシウムを貼付する．

図7c 覆髄面にはデンティンブリッジが形成される．多くの場合，歯根は正常に発育し，歯髄腔の正常な狭小化がみられる．

②う蝕

う蝕による露髄であっても，臨床症状がなく，打診やエックス線検査で異常を認めず，露髄部の止血が得られる場合は，歯髄の保存が可能である．ただし，根未完成歯の場合，電気歯髄診の信頼度が非常に低いため，歯髄保存の可否の判断には利用できない．

う蝕による露髄で，自発痛の既往や軽度の打診痛を認め，エックス線写真で根尖部にわずかな透過像を認めたとしても，**露髄部の止血が可能な場合は，歯髄保存の適応**になる．このような症例は，根完成歯では適応症にならないが，根未完成歯では良い結果を得られる場合が多い（**図7a～c**）．

③中心結節の破折

中心結節の破折では，根尖部にエックス線透過像を認める症例でも，無麻酔でアクセスすると痛みを感じることがあり，この場合，根尖部の歯髄は生きていると判断できる．このような症例では，痛みを感じない範囲の歯髄を除去し，MTAまたは水酸化カルシウムの貼付を行うことで，エックス線透過像の消失と継続的な歯根の発育を認める場合がある[4]（**図8a～d**）．

以上のように，露髄のパターンには，非感染性の外傷から，う蝕，根尖部に透過像を認める中心結節の破折までさまざまなものがあるが，いずれにせよ，感染の程度を把握することが非常に重要である．

PART 2 臨床テクニック

中心結節の破折とアペクソジェネシス

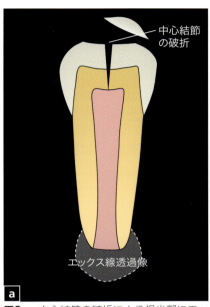

図8a 中心結節の破折により根尖部にエックス線透過像を認める場合でも，無麻酔下でファイルを挿入し，根尖部より手前で知覚があれば，アペクソジェネシスが期待できる．

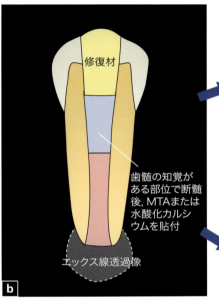

図8b 知覚のある部分まで断髄した後，MTAまたは水酸化カルシウムを貼付する．

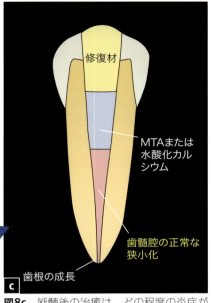

図8c 断髄後の治癒は，どの程度の炎症がどれぐらいの期間持続していたかに影響される．炎症が軽度で短期間であれば，**図7c**と同じ治癒形態（正常な歯根発育と歯髄腔の狭小化）をとる．

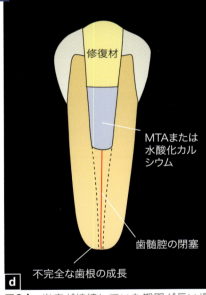

図8d 炎症が持続していた期間が長い場合，歯根の発育が停止するか不完全となり，歯髄腔にはより強い石灰化が起こる．

治療

歯髄の保存が可能と判断したら，直接覆髄または断髄を行う．材料を貼付するスペースが十分にあるか否かと，感染の程度により術式を選択する．

前歯部の外傷による露髄であれば，高速エアタービンに装着したバーを用いて注水下で**約2 mmの浅い断髄**を行う．この主な目的は，材料を貼付するスペースを確保することである．

一方，う蝕による露髄では，それぞれの症例に合わせて異なる処置を行う．十分なスペースがあるようであれば直接覆髄を行うが，直接覆髄すると周囲の象牙質がほとんど覆われてしまい，その後の修復操作が難しくなるようであれば，断髄を選択する．

中心結節の破折で歯冠部の歯髄が壊死しているような症例では，無麻酔下で壊死した歯髄を除去し，洗浄を行う．

①使用する材料の選択

使用する覆髄材としては，水酸化カルシウムとMTAが候補に挙げられるが，2つのランダム化比較試験で，臨床所見とエックス線写真で成績を判定した場合，両者に統計学的有意差がないことが報告されている[5, 6]．これらの報告には根完成歯も対象に含まれているが，根未完成歯の歯髄の生活力を考慮に入れると，材料による差はほとんどないものと推測される．したがって，どちらの材料を用いてもよいということになるが，MTAには歯を変色させるものが多いことに注意しなければならない．**審美性が重視される部位には，MTAの使用を避けるのが無難**である．どうしてもMTAを使用するなら，酸化ビスマスなどの重金属を含まず，変色を起こしにくい製品を用いるのがよい．水酸化カルシウムを用いる場合は，覆髄や浅い断髄であれば，「ダイカル」（デンツプライシロナ）や「ライフ」（カボデンタルシステムズジャパン）を，深い断髄であれば「ビタペックス」（ネオ製薬工業）が使用しやすい．

②修復

適切な覆髄処置を行った後，外傷やう蝕による露髄の場合は，速やかに最終修復を行う．中心結節の破折によりエックス線透過像を認める場合は，グラスアイオノマーセメントで仮封を行って経過観察し，歯髄の治癒を確認した後に最終修復を行う．

根未完成歯では歯髄の知覚試験の信頼性が低いため，エックス線写真を3か月ごとに撮影し，歯根が成長していることを確認する．もし，歯根が成長していれば，ヘルトヴィッヒの上皮鞘が健全で，治癒が生じていると考えてよい．**歯根の成長が認められず，瘻孔などを認めた場合は，感染した歯髄を除去し，アペキシフィケーションを行う**．

6-3 アペキシフィケーション

アペキシフィケーションの歴史

根未完成歯の解剖学的特徴は，根尖が単に大きく開いているだけではなく，「らっぱ銃（blunderbuss）」といわれる逆テーパーの根管形態をしていることである．そのため，スプレッダーやプラガーなどを用いて通常のガッタパーチャポイントを充填することが難しく，また根尖孔外へシーラーとガッタパーチャを押し出すことなく根管充填を行うことはほぼ不可能である．

そこで最初に行われていたのが，アマルガムを用いた外科的歯内療法であった．しかし，根尖部を回転切削器具により形成する方法で，かつ視野の拡大も4倍程度までであった当時の治療の成績は，10倍以上の拡大視野下で，根尖部を超音波チップで形成する近年のそれと比較すると，決して高くなかった[7]．しかも，若年者にとって，外科的処置は恐怖感が強く，また，治療の大変さや痛みを経験することにより，術後に歯科治療全般への恐怖心が高まるなどの問題があった．

1960年代になると，非外科的に根尖部を何らかの方法で治癒させようとする試みがはじまり，1966年に，

Frank[8]が，水酸化カルシウム試薬と水を混和したものを根管内に貼付することで根尖部の石灰化を促した後，ガッタパーチャとシーラーで根管充填する方法を発表した．これが，現在の水酸化カルシウム製剤を用いたアペキシフィケーションの原法である．

しかし，Frank の方法により根尖部を治癒に導くことが可能にはなったものの，根未完成歯特有の根管壁の薄さゆえに，歯頸部付近で歯根破折が生じることがあった．また，水酸化カルシウムが歯を脆弱にするという報告もあり[9]，さらなる改善が必要とされていた．

1999年に，Torabinejad & Chivian[10]は，アペキシフィケーションへのMTAの応用を報告した．MTAは，生体親和性が高いだけではなく，硬組織誘導能にすぐれており，良好な臨床結果を得ることができた．また，水酸化カルシウム製剤とは異なり，1回の来院で治療を終了させることができるうえに，硬化後の機械的強度が高いため，前述の歯根破折の問題にも対応できると考えられている．

このように，現在では，水酸化カルシウム製剤とMTAがアペキシフィケーションにおける選択肢となっている．

水酸化カルシウムかMTAか？

MTAは，歴史的に新しい材料であることもあり，いくつかの点において水酸化カルシウムよりもすぐれている．まず，水酸化カルシウムを用いたアペキシフィケーションでは，約6か月間根尖部の治癒を待った後，根管充填，最終修復を行う必要があり，患者のコンプライアンスによっては治療が中断してしまうリスクがある．しかし，MTAは1回で充填して治療を終えられる．それゆえ，MTAを用いたアペキシフィケーションを「ワン・ビジット・アペキシフィケーション(one visit apexification)」とよぶこともある[11]（**図9a～k**）．また，イヌの根未完成歯を用いた実験で，MTAを用いたほうが根尖部の硬組織誘導が確実に生じることが示されている[12]ことや，水酸化カルシウムの長期にわたる貼付により歯頸部象牙質の破折リスクが高まるという報告がある[9]ことなどから，MTAを用いたほうが水酸化カルシウムよりも良好な治療結果が期待できると考える術者も少なくない．

しかし，現在のところ，MTAのほうが水酸化カルシウムよりもすぐれていることを臨床的に示す明確なエビデンスはないようである．これまでに，MTAと水酸化カルシウムを用いたアペキシフィケーションを比較したランダム化比較試験は2つ行われており，Chalaら[13]がメタアナリシスを行った結果，**臨床における成功率は両者の間で差があるとはいえない**と結論づけられている．

前述したように，MTAの唯一の明らかな欠点は，歯を黒く変色させることである．そのため，酸化ビスマスを含まない「BioMTAセメント」（BioMTA，モリタ）など，**審美性が重要な領域に使うことができる製品も登場している**．詳細はCHAPTER 3「直接覆髄」を参照されたい．

以上のように，**厳密には，水酸化カルシウムとの間で臨床成績に差がない**とはいえ，**治療期間を短縮でき，歯質を脆弱にしないといった利点があるため，治療を中断しがちな患者や早く治療を終えたい患者の場合，あるいは根管壁が薄い症例などでは，MTAの積極的な使用が推奨**される．

CHAPTER 6 アペクソジェネシスとアペキシフィケーション

MTAを用いた
アペキシフィケーションの症例

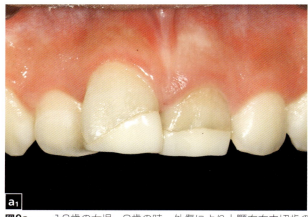
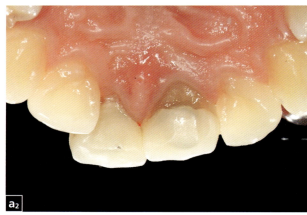

図9a₁, ₂ 12歳の女児．9歳の時，外傷により上顎左右中切歯の抜髄処置を受けた．歯の変色にともなう審美障害を訴えて来院．自発痛や打診痛はない．

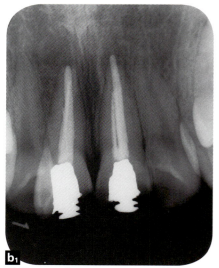
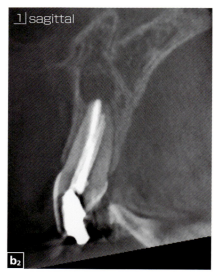
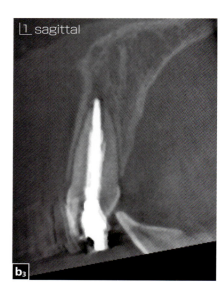

図9b₁~₃ デンタルエックス線写真とCBCT画像より，メインポイントが根尖孔から突出していることがわかる．

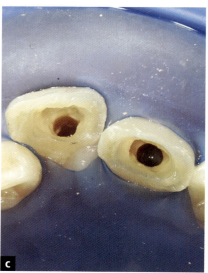
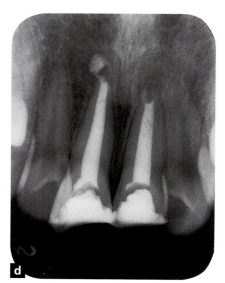

図9c ガッタパーチャポイントを除去し，同日にMTA（ProRoot MTA）にてアペキシフィケーションを行った．

図9d MTA充塡直後のデンタルエックス線写真．|1の根尖から少しMTAが溢出しているが，問題はない．

PART 2 臨床テクニック

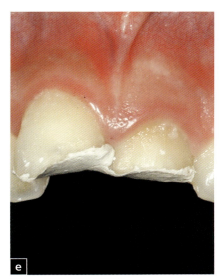

図9e 初診から1週間後.

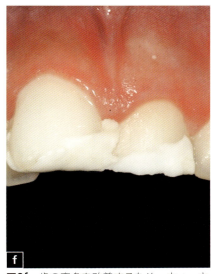

図9f 歯の変色を改善するため，ウォーキングブリーチを行った（漂白後）.

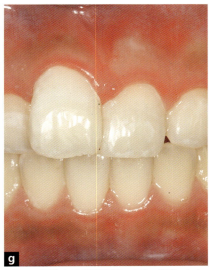

図9g 初診から2週間後．コンポジットレジン充填を行い，審美性を回復した．

図9h 2週間後のデンタルエックス線写真．
図9i 初診から8年後．⌴1⌴の変色が気になるとのことで来院．

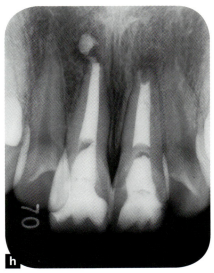

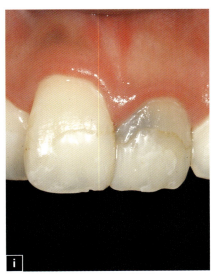

図9j 再度，ウォーキングブリーチとコンポジットレジン充填を行った．
図9k 漂白完了時のデンタルエックス線写真．⌴1⌴の根尖から溢出していたMTAは吸収されている．両歯ともに根尖部に硬組織が形成され，歯根膜腔も明瞭である．

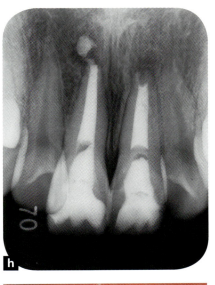

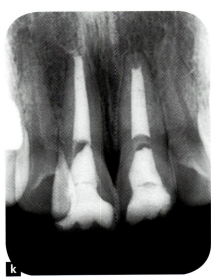

93

CHAPTER 6　アペクソジェネシスとアペキシフィケーション

水酸化カルシウムを用いたアペキシフィケーションの術式

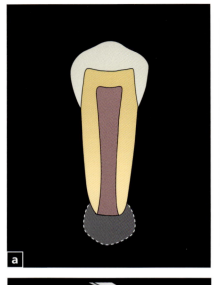
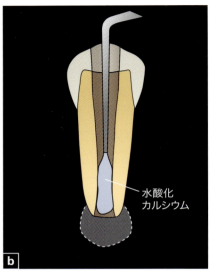
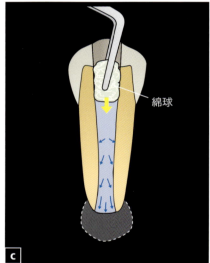
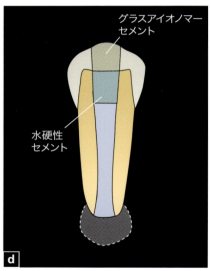

図10a 失活歯が適応となる．
図10b 水酸化カルシウムをシリンジまたはレンツロで根管内に送り込む．このとき，根尖部まで到達させないようにし，根尖部に圧をかけないよう注意する．

図10c 綿球にて弱圧で水酸化カルシウムを根尖方向に圧接し，根尖部まで到達させる．
図10d 水硬性セメントとグラスアイオノマーセメントにて二重仮封を行う．

治療

　根未完成歯であっても，根完成歯と同様に，ラバーダム防湿・根管の拡大形成・洗浄・最終修復は，すべて，感染の確実な除去と再感染の防止を達成するうえで重要なステップである．なお，根未完成歯では，特有の歯髄腔形態ゆえ，通常のファイルだけでは感染除去が難しい場合があり，「OKマイクロエキスカ」（瀬戸製作所）などの使用が有効である．

①水酸化カルシウムを用いたアペキシフィケーションの術式

　水酸化カルシウムを用いたアペキシフィケーションの術式を**図10a〜d**に示す．水酸化カルシウム試薬と水を混ぜたものを用いる方法が原法であるが，ペースト状で他の薬効成分が入った製品を使用するのが現在の主流である．

　水酸化カルシウム試薬と水を混和する方法では，1回の貼薬で必ず硬組織を誘導できるとは限らず，場合によっては，硬組織ができるまでに3〜6か月ごとの複数回の薬剤の交換が必要である[14]．なお，硬組織の形成を得るための期間は，3〜24か月と報告によりさまざまであるが[8, 15]，一般的には**6か月程度**である．種々の製品のうち，筆者は「ビタペックス」（ネオ製薬工業）を好んで使用している．6か月あれば根尖部に硬組織が形成されていることがほとんどで，薬剤の交換は不要である．

　水酸化カルシウム試薬と水を用いる場合は，レンツロ

PART 2　臨床テクニック

MTAを用いた アペキシフィケーションの 術式

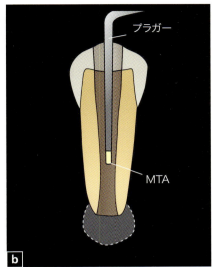

図11a　失活歯が適応となる．
図11b　プラガーを用いて根尖近くにMTAをおく．

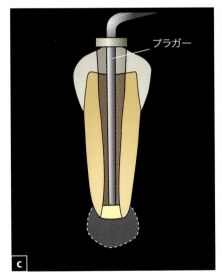
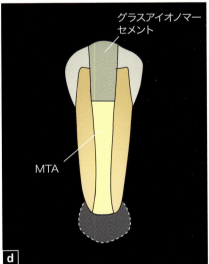

図11c　作業長を示すラバーストッパーをプラガーに付け，根尖孔外に押し込みすぎないよう注意しながらMTAを充填する．
図11d　bとcの行程を繰り返し，根管充填を行う．

などで根尖部まで薬剤を送り込む．シリンジタイプの製剤を使用する場合は，根尖部までシリンジの先端を位置づけ，根尖孔外に薬剤を押し出さないようにシリンジを引きながら根管内に貼付する．その後，根管内全体にいきわたるように，綿球でそっと圧接する．仮封は，長期間咬合圧に耐えられるように，水硬性セメントの上にグラスアイオノマーセメントを填塞する二重仮封とする．6か月後，リエントリーして薬剤を除去し，ファイルで根尖部にそっとアクセスする．作業長に近い長さでファイルが止まるようであれば，根尖部に硬組織が形成されていると判断できる．根尖部の硬組織は決して硬いものではないため，これを突き破らないように注意しながら，

シーラーとガッタパーチャで根管充填を行う．

② MTAを用いたアペキシフィケーションの術式

　図11a〜d にMTAを用いたアペキシフィケーションの術式を示す．オープンアペックスの根管の充填に関しては，CHAPTER 4を参照されたい．まず，ファイルを挿入し，デンタルエックス線にて作業長を確認・決定したうえで，根管内の感染を可及的に除去する．MTAを混和後，「MTAブロック」や「MTAフォーマー」にて成形し，適切なサイズ（太さ）のプラガーですくい取って，根尖部付近にそっと置き，作業長近くまで圧接する．このとき，圧接しすぎてオーバーフィリングにならないように注意する．同様の手順を繰り返し，少なくとも根尖

部から4〜5 mm のところまで MTA で充填を行う．作業の途中で，必要に応じてデンタルエックス線写真撮影を行い，適切に充填されているかを確認する．その後，必要なところまで MTA を充填し，湿潤綿球をその上に置き，仮封を行う．次回診療時に綿球を除去し，MTA の硬化が確認できたら，最終修復を行う．

若年者であるがゆえに，根未完成歯は驚くほどの治癒能力をもっている．適切な診断を行い，これらの治癒能力を引き出せる治療を行うことが大切である．

参考文献

1. Lin L, Shovlin F, Skribner J, Langeland K. Pulp biopsies from the teeth associated with periapical radiolucency. J Endod 1984; 10: 436-448.
2. http://www.nxtbook.com/nxtbooks/aae/endodonticglossary/index.php
3. Fuks AB, Bielak S, Chosak A. Clinical and radiographic assessment of direct pulp capping and pulpotomy in young permanent teeth. Pediatr Dent 1982; 4: 240-244.
4. 月星光博．ミニマル・インターベンション．第1報 中心結節の破折 the Quintessence 2006; 25: 107-116.
5. Qudeimat MA, Barrieshi-Nusair KM, Owais AI. Calcium hydroxide vs mineral trioxide aggregates for partial pulpotomy of permanent molars with deep caries. Eur Arch Paediatr Dent 2007; 8: 99-104.
6. Hilton TJ, Ferracane JL, Mancl L. Comparison of CaOH with MTA for direct pulp capping: a PBRN randomized clinical trial. J Dent Res 2013; 92: 16S-22S.
7. Setzer FC, Shah SB, Kohli MR, Karabucak B, Kim S. Outcome of endodontic surgery: a meta-analysis of the literature--part 1: Comparison of traditional root-end surgery and endodontic microsurgery. J Endod 2010; 36: 1757-1765.
8. Frank AL. Therapy for the divergent pulpless tooth by continued apical formation. J Am Dent Assoc 1966; 72: 87-93.
9. Andreasen JO, Farik B, Munksgaard EC. Long-term calcium hydroxide as a root canal dressing may increase risk of root fracture. Dent Traumatol 2002; 18: 134-137.
10. Torabinejad M, Chivian N. Clinical applications of mineral trioxide aggregate. J Endod 1999; 25: 197-205.
11. Morse DR, O'Larnic J, Yesilsoy C. Apexification: review of the literature. Quintessence Int 1990; 21: 589-598.
12. Shabahang S, Torabinejad M, Boyne PP, Abedi H, McMillan P. A comparative study of root-end induction using osteogenic protein-1, calcium hydroxide, and mineral trioxide aggregate in dogs. J Endod 1999; 25: 1-5.
13. Chala S, Abouqal R, Rida S. Apexification of immature teeth with calcium hydroxide or mineral trioxide aggregate: systematic review and meta-analysis. Oral Surg Oral Med Oral Pathol Oral Radiol Endod 2011; 112: e36-e42.
14. Abbott PV. Apexification with calcium hydroxide--when should the dressing be changed? The case for regular dressing changes. Aust Endod J 1998; 24: 27-32.
15. Finucane D, Kinirons MJ. Non-vital immature permanent incisors: factors that may influence treatment outcome. Endod Dent Traumatol 1999; 15: 273-277.

PART 2　臨床テクニック

CHAPTER 7

歯根破折への対応

　歯根破折は，保存の方向で治療を進めるか，あるいは抜歯の判断を下すかの診断に苦慮するケースが多い．破折部位や範囲によっては長期に保存が可能な症例もあるが，結果的に抜歯に至ることも少なくない．また，接着性レジンによる再建・再植法（歯をいったん抜去した後，口腔外で破折片を接着し，再植する術式）を用いても，術後しばらくは経過良好のようにみえるものの，数年で再度破折が起こり，抜歯になる例も報告されている．
　いずれにしても，歯根破折の治療では，破折している部分を何らかの材料で封鎖することが要求されるが，口腔内（根管内）はつねに湿潤環境であるため，接着にとっては不利である．従来のセメントやレジン系材料では解決できない問題が多いなか，それらに代わるものとして MTA に期待が寄せられている．

7-1　歯根破折の分類

　歯根破折は，破折線の部位・範囲・方向などにより分類される（**図1**）．治療を行ううえでも，患歯がこれらの分類のどれに当てはまるのかを把握する必要がある．なお，ここで解説する分類は，AAE（米国歯内療法学会）による破折の分類[1]に基づいたものであるが，外傷による歯冠破折・歯根破折・歯冠-歯根破折に関しては，『外傷歯の診断と治療　増補新版』（月星光博・著，クインテッセンス出版）に詳しく書かれているので，そちらを参照されたい．

クレイズライン（craze lines）

　エナメル質に起こる細かなひび割れをいう．大臼歯では辺縁隆線や頬側および舌側表面に認められ，前歯では垂直的に長い「ひび」として認識される（**図2**）．

咬頭破折（fracture cusp）

　完全な破折の場合と不完全な場合があるが，破折線は少なくとも辺縁隆線から頬面溝または舌面溝に繋がっており，時には歯肉縁下の根面にまで及ぶこともある（**図3**）．

クラックドトゥース（cracked tooth）

　歯冠部の不完全破折から起こり，通常は近遠心的に発生する．破折線は咬頭破折部から中心側かつ根尖側寄りに広がり，歯髄炎や根尖性歯周炎を引き起こしやすい（**図4a〜c**）．

スプリットトゥース（split tooth）

　歯冠側の完全破折から根尖部に破折が波及する場合で，クラックドトゥースから継発する（**図5a〜d**）．

垂直性歯根破折（vertical root fracture）

　歯根部のあらゆるところから起こる完全または不完全破折であり，通常，頬側および舌側に破折線がみられる（**図6a, b**）．

CHAPTER 7 歯根破折への対応

	クレイズライン	咬頭破折	クラックドトゥース	スプリットトゥース	垂直性歯根破折
部位	エナメル質に限局または辺縁隆線	歯冠部および歯頸部	歯冠のみ，または歯冠から歯根部	歯冠と歯根（隣接面まで波及）	歯根に限局
方向	咬頭または切縁から歯肉方向	近遠心または唇舌方向	近遠心方向	近遠心方向	唇舌方向
発現位置	咬頭または切縁	咬頭	咬頭または切縁	咬頭	歯根
原因	咬合力と熱刺激	咬頭の弱体化または悪習慣	悪習慣または歯の脆弱化	悪習慣または歯の脆弱化	ポストによる楔効果または根管充填圧または歯根象牙質過剰切削
症状	無症状	咀嚼，または冷刺激にともなう鋭い痛み	かなりさまざまな症状	咀嚼時疼痛	軽微
兆候	なし	とくになし	さまざま	破折片の動揺と歯肉膿瘍	さまざま
確認方法	直接視認または透過光試験	視認または修復物除去	咬合または修復物除去	修復物除去	フラップ手術または透過光試験

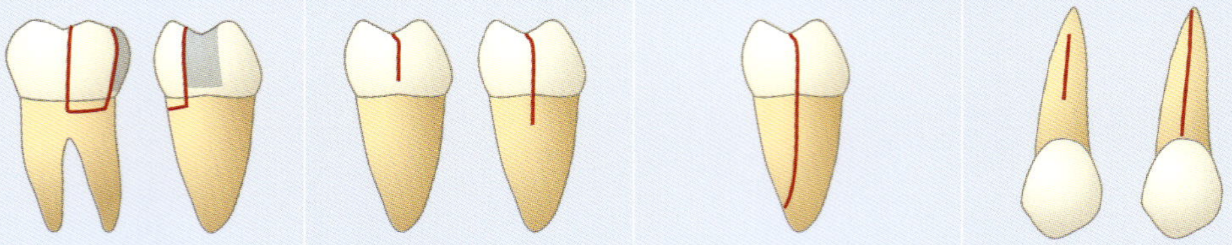

図1 AAE（米国歯内療法学会）による破折の分類．

クレイズライン

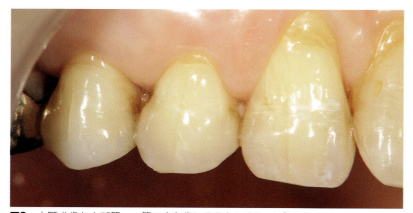

図2 上顎犬歯および第一・第二小臼歯にみられるクレイズライン．

咬頭破折

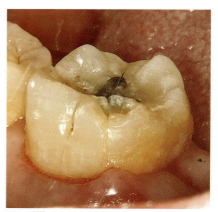

図3 |6の遠心頬側咬頭が破折している．

クラックドトゥース

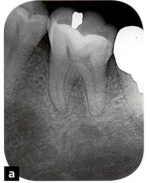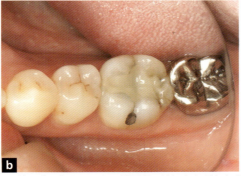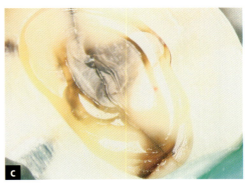

図4a ⌞6の亀裂による歯髄炎であるが，デンタルエックス線写真ではほとんどわからない．
図4b 咬合面から遠心にかけてコンポジットレジンが充填されている．
図4c 歯質を一部除去すると，近心から遠心にかけて亀裂が確認された．

スプリットトゥース

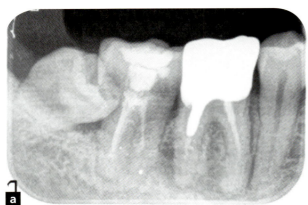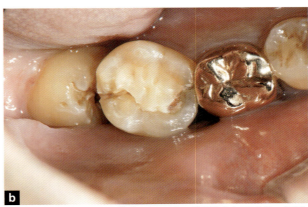

図5a ⌞7には根管治療が施されているが，補綴処置はされていない．

図5b 咬合面にはコンポジットレジンが充填されており，近遠心的に破折線がみられる．

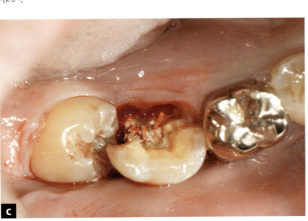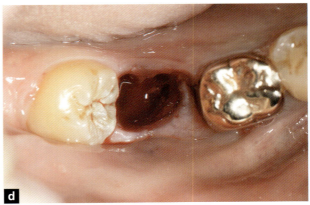

図5c 根尖までの完全破折ではなかった．

図5d 抜歯後．

CHAPTER 7 歯根破折への対応

垂直性歯根破折

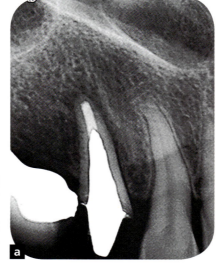
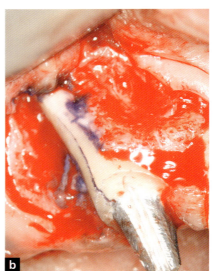

図6a 太く長い金属製ポストが装着された歯の垂直性歯根破折．3|の根尖から遠心にかけてJシェイプの透過像がみられる．
図6b 切開後，メチレンブルー溶液（キシダ化学）で染色すると，唇面に垂直破折が認められた．

7-2 歯根破折の診査法

　歯根破折の診査においてもっとも重要な点は，既往歴の問診やいくつかの口腔内診査の結果を踏まえ，**亀裂を視認できるか否か**である．視認の方法としては，**メチレンブルー溶液**などの色素を用いて染色するのが一般的であるが，場合によっては外科的に歯肉を剥離して確認することもある．明らかな破折では，エックス線写真においてハロー像として特徴的な像がみられることもあるが，亀裂程度であればこの所見はみられない．また，**完全な垂直性歯根破折の場合，一点に限局した深いポケットが認められる**ことが特徴的である．ただし，**根面溝に沿った**アタッチメントロスや根尖病変の排膿路などが存在する場合も，同様の所見を示すことがあり，鑑別診断は慎重に行わなければならない．

　これら以外の診査法として，ウェッジの挿入テスト，バイトテスト，EPT（電気歯髄診），透過光試験などがある．ウェッジの挿入テストやバイトテストでは，上下の歯の間にテストピースを介在させて咬合させたときの疼痛の有無を調べる．EPTではAδ繊維の興奮を確認し，透過光テストでは，亀裂があればその部分で光が遮断されて暗く見えるため，亀裂の有無が確認できる．

7-3 診断と治療方針

クレイズライン

①診断
　亀裂との鑑別には透過光試験が用いられる．亀裂の場合は，透過光がさえぎられて明暗がはっきりすることで明確になるが，クレイズラインではそれが顕著に現れない．

②治療方針
　とくに処置の必要はなく，経過観察を行う．

咬頭破折

①診断
　咬合時に疼痛が誘発されることが多く，通常，自発痛

はない．

②治療方針

　破折部を取り除いた後，残存歯質量に応じて，コンポジットレジンによる修復か，部分修復冠または全部修復冠による咬頭の回復を行う．また，破折線が歯髄内に達して不可逆性歯髄炎を起こしているときは，抜髄処置が必要となる．

クラックドトゥース

①診断

　破折線部にウェッジを挿入し，破折片が動かなければクラックドトゥースを疑う．これにより，咬頭破折やスプリットトゥースとの鑑別診断が可能である．スプリットトゥースの場合には，ウェッジ挿入による破折片の変位やセメント－エナメル境にまで達する破折がみられる．

②治療方針

　クラックドトゥースの治療法は，破折の部位や範囲により異なる．これらを正確に知ることは非常に困難なため，治療法の選択に悩むことが多いが，たとえば，破折線が形成窩洞内に限局するのか，隣接面にまで及んでいるのかによって処置法が異なる．形成窩洞内に限局する場合であれば，通常の修復治療で歯を保存することが可能である．一方，隣接面に破折が及んでいる場合は，その部分を取り除かなければならない．除去そのものが歯の強度や破折抵抗を減弱させる場合もあるため，対応に苦慮することが多いが，除去せずに放置すると細菌の感染経路となり，根管治療が必要となることもある．また，**破折線が髄床底を横断している場合**や，**根尖側深くまで達していて歯周組織の欠損をともなっている場合**などは抜歯の適用となる．

スプリットトゥース

①診断

　ウェッジによる診査で歯が離開するようであれば，確実に診断がつく．

②治療方針

　破折が根尖側1/2を超えるような重度の場合には抜歯になる．破折片が小さい場合には保存できる可能性があるが，根管治療を行うために矯正的挺出や歯冠長延長術が必要となることもある．いずれにしても，術後の歯冠－歯根長比や，大臼歯であれば根分岐部の位置などを考慮して，治療計画を立案することが重要である．

垂直性歯根破折

①診断

　完全破折の場合には診断は容易であるが，不完全破折の場合は困難である．エックス線写真でのハロー像やJシェイプ像は垂直性歯根破折の可能性を示唆しているものの，実際に視認できなければ確定すべきではない．外科的に視認できる場合は確定的で，その範囲により保存的治療なのか抜歯なのかを判断する．また，歯内－歯周病変と垂直性歯根破折のエックス線写真像が類似しているので，注意深く鑑別する必要がある．既根管充填歯で，デンタルエックス線写真に根尖病変のような透過像があり，かつ歯頸部直下に瘻孔が存在すると，垂直性歯根破折が強く疑われる．

②治療方針

　完全破折の場合の治療法は抜歯であり，複根管歯ではヘミセクションやルートアンプテーション（歯根抜去）が考えられる．

　これ以外に，接着性レジンを用いた**口腔外接着再建・再植法**も報告されている．Sugaya[2]によれば，本法による5年生存率は約60%であるが，エックス線写真上で変化がないか，悪化しているものが全体の73%であったとされている．また，Hayashiら[3]の報告では，4mm以上の深いポケットを有する症例では5年生存率が64.6%であるのに対して，3mm以下のポケットの場合は82.6%であり，比較的良好な結果となっている．しかし，破折の深さや長さが不明であり，明確な基準を設けた成功率とまではいえない．つまり，口腔外接着再建・再植法に関しては，現在のところまだ十分なエビデンスが集積されておらず，今後，術式の整理や成功基準が明確に確立され，それらを踏まえた長期経過報告がなされることに期待したい．

7-4 MTAを用いた歯根破折の治療

近年，垂直性歯根破折への対処法の1つとして，フラップを開け，先端が尖った超音波チップを破折部に沿って当てて溝を形成し，そこにMTAを充填する方法が報告されている[4]．この症例では，骨欠損部に対する補填材

上顎側切歯のクラックドトゥース

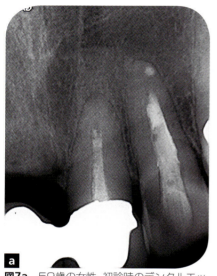

図7a 59歳の女性．初診時のデンタルエックス線写真．|2部の歯肉の違和感を主訴に来院．大きな透過像はみられないが，一部ポケットの深いところがある．

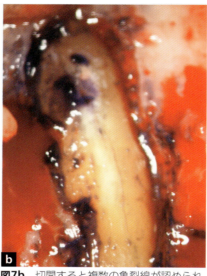

図7b 切開すると複数の亀裂線が認められた．

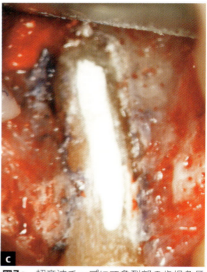

図7c 超音波チップにて亀裂部の歯根象牙質の一部を削除し，「ProRoot MTA」を充填した．

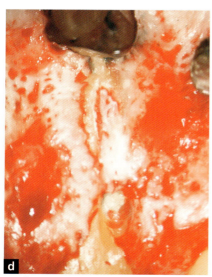

図7d 問題なく経過していたが，6か月後に歯肉の違和感が再発した．再度切開を行ったところ，頰側には骨の再生がみられた．

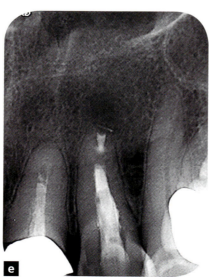

図7e 歯根端切除後のデンタルエックス線写真．

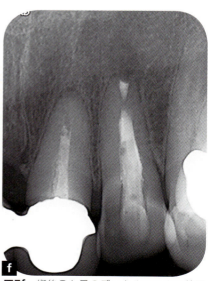

図7f 術後6か月のデンタルエックス線写真．経過良好で根尖部の治癒が認められる．

上顎第一大臼歯近心根の垂直性破折

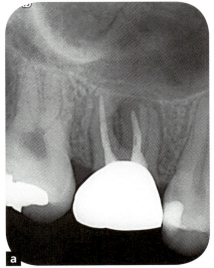
図8a　36歳の女性．初診時のデンタルエックス線写真．6⏌の歯肉腫脹を訴えて来院．口蓋根は抜去されて，すでにない状態であった．

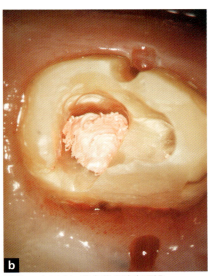
図8b　クラウン除去後の咬合面観．

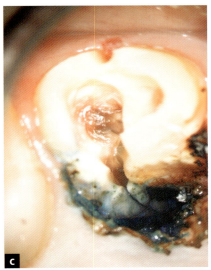
図8c　近心口蓋部に破折を確認．

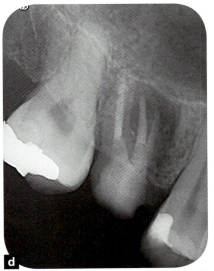
図8d　破折部分を「ProRoot MTA」にて封鎖．

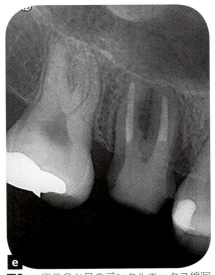
図8e　術後6か月のデンタルエックス線写真．治癒傾向が確認される．

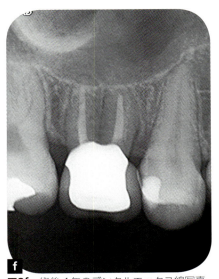
図8f　術後4年のデンタルエックス線写真．問題は認められない．

として硫酸カルシウムが使用され，良好な結果が示されている．また，**破折部を超音波チップで一部形成後にMTAを充填し，骨欠損部に吸収性メンブレン**を用いた報告もある[5]．従来の無機系セメントやコンポジットレジンなどは，湿潤環境で使用する際には防湿が必要であり，これが十分に達成されないと材料の性能が満足に発揮されない．これに対して，MTAは水分を必要とする材料であるため，湿潤環境下でも，硬化後に高い封鎖性が得られるものと考えられる．クラックドトゥースや垂直性歯根破折のようなケースでは完全な防湿は不可能で

あり，MTA が有効であるといえよう．

図7，**8**に MTA を用いて破折の治療を行った2症例を紹介する．

参考文献

1. Cracked Tooth Code: Detection and treatment of various longitudinal tooth structures. American Association of Endodontists, 2008.
2. Sugaya T. Clinical survey of vertically fractured teeth and theoretical background for bonding treatment. Ann Jpn Prosthodont Soc 2014; 14-19.
3. Hayashi M, Kinomoto Y, Takeshige F, Ebisu S. Prognosis of intentional replantation of vertically fractured roots reconstructed with dentin-bonded resin. J Endod 2004; 30: 145-148.
4. Taschieri S, Tamse A, Del Fabbro M, Rosano G, Tsesis I. A new surgical technique for preservation of endodontically treated teeth with coronally located vertical root fractures: a prospective cases series. Oral Surg Oral Med Oral Pathol Oral Radiol Endod 2010; 110: 45-52.
5. Floratos S, Kratchman S. Surgical management of vertical root fractures for posterior teeth: report of four cases. J Endod 2012; 38: 550-555.

CHAPTER 8

逆根管充填

　難治性根尖性歯周炎とは，一般に，根管治療の一連の操作が適切かつ十分に行えたにもかかわらず，臨床症状が軽減しないか，もしくはエックス線写真上で透過像が消失しない病態をいう．また，何らかの理由で根管内への十分なアプローチができず，通常の根管治療が施せないことも，難治性根尖性歯周炎を引き起こす一因である．こういったケースでは，多くの場合，歯根端切除術が適用されるが，その際の逆根管充填に用いる材料として MTA が高く評価されている．ここでは，従来の材料との比較を踏まえ，MTA の逆根管充填材としての有用性について検証する．

8-1 難治性根尖性歯周炎の原因

　根尖性歯周炎の活動性は，細菌側の侵襲と宿主側の防御（免疫応答）とのバランスにより決定される．よって，宿主側の要因（全身疾患による免疫機能の低下など）により治療への反応が悪く，結果的に難治性となる場合もあるが，ここでは局所的な原因に絞って考察したい．局所的原因には，物理的なものと生物学的なものがある．

物理的な原因

　物理的な原因としては，ファイルの破折，本来の根管から逸脱したレッジやジップ形成，根管内の石灰化などが挙げられ，どうしても根尖までアクセスできないために根尖病変を治癒に導けないケースが相当する．また，患者の希望で上部構造物の除去ができない，深いポストコアが装着されていて除去が困難であるなど，根管へのアプローチができない場合も含まれる．

生物学的な原因

　一方，生物学的な原因としては，通性嫌気性で，薬剤耐性が強く，駆逐が困難な細菌が根管内に残存している場合や，periapical true cyst（嚢胞腔が上皮に裏打ちされ，内腔が完全に閉鎖されている）の存在，また根尖孔外でのバイオフィルム形成[1,2]などが挙げられる．しかし，これらの病因は，臨床的に最初から診断できるものではない．適切な根管治療を行った後，ある一定の期間経過観察し，病変を治癒に導けなかった場合，結果的にそれらの可能性を疑うことになる．

　グラム陽性通性嫌気性球菌である Enterococcus faecalis は，根管治療後の経過不良な症例から高頻度に検出されることから，難治性根尖性歯周炎の原因菌として注目されてきた．しかし，感染根管内細菌叢を調べた近年のいくつかの研究[3]では多種多様の細菌種の存在が証明されており，E. faecalis を含む enterococcus 属の検出率は必ずしも高くないことがわかっている．また，エックス線写真で嚢胞の存在が疑われる病変のなかで，periapical true cyst はわずかに9％である[4]と報告されていることや，根尖孔外でのバイオフィルム形成の頻度も実際はかなり少ない[5]ことから，**生物学的原因による難治性根尖性歯周炎はごく限られている**

と考えてよい．

さらに，治癒しない原因が，歯内−歯周病変や垂直的歯根破折，さまざまな亀裂の存在，根管の見落としなどであるにもかかわらず，難治性と認識されているケースは思った以上に多いことを知っておくべきである．

8-2 難治性根尖性歯周炎に対する処置──歯根端切除術

難治性根尖性歯周炎に対しては，外科的歯内療法が非常に有効となる場合が多い．代表的な処置としては，「歯根端切除術」「歯根切除術（多根歯の場合）」「意図的再植術」などがあるが，このうち歯根端切除術がもっとも高頻度に行われる．

歯根端切除術とは，細菌も含めた起炎因子が残存していると思われる根尖部と病変部を同時に切除する処置である．根尖部の切除は，可及的に感染源が除去できる範囲ということになるが，それを臨床的に知る方法はない．根尖分枝の約98％，副根管の約93％が根尖より約3 mmの範囲内に存在する[6]（図1）という報告があることから，通常，主根管も含めて根尖から約3 mmを切除することが推奨されている．その後，専用の超音波チップ（図2）を用いて逆根管窩洞を形成し，充填を行う．

近年は，マイクロスコープを用いたmicrosurgeryが主流となり，歯根端切除術の予後が飛躍的に向上した．

Setzerら[7]は，従来の方法での歯根端切除術（バーによる形成とアマルガムを用いた逆根管充填）とマイクロスコープを用いた術式（超音波器具を用いた形成とIRM，Super EBA，MTAを用いた逆根管充填）を比較し，前者の成功率が59.04％であるのに対して，後者では93.52％であったと報告している．その他のいくつかの文献[8〜11]をみても，マイクロスコープを用いた歯根端切除術の成功率はほぼ90％を超えていることから，非常に有効な方法といえる．

しかし，上下顎第二大臼歯などの処置自体が困難な歯はもちろんのこと，下歯槽神経や上顎洞に歯根が近接している歯や歯周病をともなっている歯，また，処置後に歯冠−歯根長比が不良となり，術後に顕著な動揺が予想される歯などに関しては，歯根端切除術を適用できない場合もある．

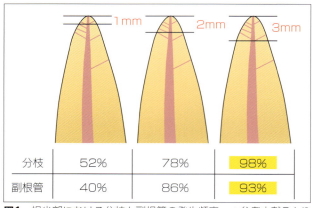

図1 根尖部における分枝と副根管の発生頻度．＊参考文献6より引用

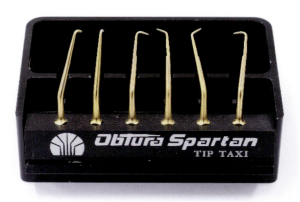

図2 逆根管形成用の超音波チップ「KIS超音波チップ」（オブチュラスパルタン）

8-3 歯根端切除術の術式

切開・剥離

まず，歯肉の切開，剥離を行うが，その術式には何種類かが紹介されている．かつては，エックス線写真から推測された病変部あたりに照準を絞り，半月状切開（**図3**）を採用することが多かった．しかし，骨窩洞部に切開線が近いために術野の出血をともない，その後の操作に支障をきたすことから，術野から切開線を可及的に離すいくつかの術式（**図4a〜d**）が考案された[12]．

このうち，triangular flap（**図4a**）や rectangular and trapezoidal flap（**図4b**）では，歯間乳頭部に切開を入れるため，術後の歯肉退縮が懸念される．

また，submarginal flap（**図4c**）は，付着歯肉の幅が広いケースには適用できるが，深いポケットが存在する

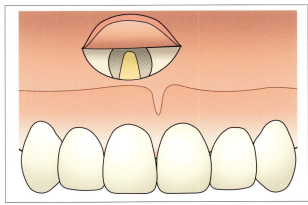

図3 半月状切開．

場合や口腔前庭が浅い場合には選択できない．さらに，歯根の全体像をみることができないため，辺縁歯肉から切開線までの歯根部表面に亀裂などが存在しても見落と

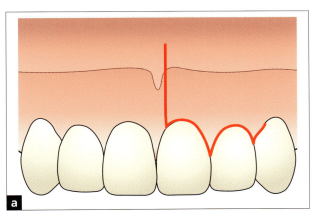

図4a triangular flap.

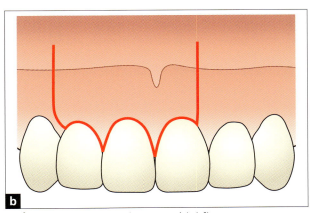

図4b rectangular and trapezoidal flap.

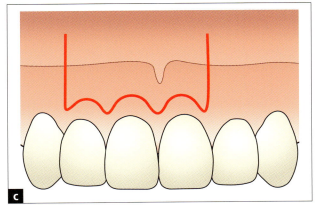

図4c submarginal flap (Luebke-Ochsenbein flap).

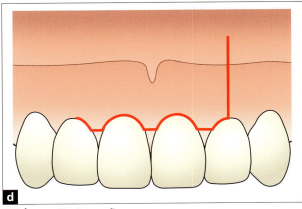

図4d papilla base flap.

してしまうリスクもある.

そこで,筆者らは,2002年にVelvartにより発表されたpapilla base flap[13]を多くのケースで採用している(**図4d**).ただし,歯間乳頭の幅が狭い場合は,歯肉溝内切開を交えたコンビネーションで対応している.

骨窩洞の形成

切開,剥離後,皮質骨の吸収(破壊)程度や病変の大きさにより,骨窩洞の形成範囲を決定する.標準のマイクロミラーの直径が4 mmであるため,根尖部を観察するためには最低限でも約5 mmの近遠心幅の形成が必要になる.

根尖部の切除

根尖部が確認できたら,通常,根尖から約3 mmを目安にして切除を行う.マイクロスコープを用いる場合は,切断面のベベル角度は**0°～10°**くらいが理想である[14, 15].そして,病変部に存在する肉芽組織を除去すると同時に,骨内壁の上皮も徹底的に掻把する.**大きな病変を有するケースでは,切除した歯根の口蓋側(舌側)にこれらの組織を取り残す可能性があるので,十分な確認が必要**である.

逆根管窩洞の形成

専用の超音波レトロチップを用いて逆根管窩洞の形成を行う.MTAを使用する場合,十分な封鎖性を得るには,根管内への形成深さは3～4 mm以上必要とされている[6].主なレトロチップの先端径が0.5～0.7 mmくら

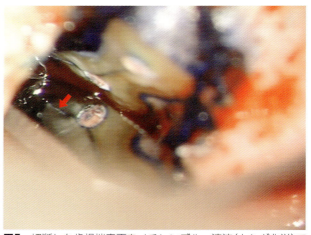

図5 切断した歯根端表面をメチレンブルー溶液(キシダ化学)で染め出す.亀裂がある部分(赤矢印)は,青い筋の着色が残るので容易に診断できる.

いであることから,形成径はそれ以上の大きさとし,かつ残存歯質幅が小さくなりすぎない範囲内で可及的に感染歯質を除去する.形成窩洞内を入念に観察し,ガッタパーチャやシーラーなどの取り残しや軟化した象牙質がないことを確認後,切断面をメチレンブルー溶液で染色して,マイクロクラックやイスムス,フィンなどの取り残しがないかを慎重に観察する(**図5**).

逆根管充填材の填入

逆根管充填材の填入に際しては,術野が狭いことに加え,少なからず出血をともなう状況下にあるため,止血操作が非常に重要になる.しかし,充填中に再出血をともなうことも多く,充填時の形成窩洞部周囲の環境はつねに湿潤状態にあるといえる.そのため,使用する器具や材料もそれに合ったものを選択する必要がある.

8-4 逆根管充填材

逆根管充填の目的は，根管内の細菌やそれに付随するさまざまな起炎因子を根尖孔外に漏洩・波及させないことである．理想的な逆根管充填材の条件を**表1**に挙げるが，現在のところこれらすべてを満たす材料は見当たらない．近年の主流は MTA であり，当初より逆根管充填材として開発された経緯があるため，物理的・生物学的性質はすぐれている．ただし，操作性がよいとはいえないことが欠点である．

ここで，従来の術式から現在主流となっているマイクロスコープ下での術式への移行を踏まえて，これまでに用いられてきた逆根管充填材の種類とその変遷について述べる．

表1 理想的な逆根管充填材の条件．

- 細菌自体はもちろんのこと，細菌の代謝産物やさまざまな細菌性成分を遮断できる．
- 生体親和性が高く，機械的強度にもすぐれる（耐久性がある）．
- 経時的変化（とくに溶解性）が少なく，できれば象牙質に接着する．
- 作業時間が適切で，操作性がよい．
- 周囲組織の治癒を阻害しない．

各種の逆根管充填材の比較

古くはアマルガムが逆根管充填に高頻度に使用されたが，生体親和性や金属腐食などの問題から，現在ではほとんど使われていない．つぎに登場したのは，強化型酸化亜鉛ユージノールセメントである Super EBA や IRM である．これらのセメントと MTA とを比較した研究のほとんどは in vitro でのもので，in vivo での研究はほとんどなされていないが，総括すると，**3つの材料の物性（物理的性質）に明らかな違いは認めないものの，生物学的性質においては MTA のほうに軍配が上がるようである．**

MTA は，その硬化体中に水酸化カルシウムの結晶を含み，持続的にカルシウムが溶出し続ける．そのため，水酸化カルシウム製剤に類似した組織反応が起こり，歯根膜と新生セメント質を含む根尖周囲組織の再生を誘導すると考えられている．さらに，MTA が組織液に触れるとハイドロキシアパタイトの結晶が生成する[16, 17]ことも報告されている．実際にイヌやサルを用いた実験で，MTA 上にセメント質が形成されたとする報告はいくつかあり[18~20]，生体親和性はかなりすぐれているといえる．MTA のこれらの性質は，逆根管充填材としては非常に有利であると考えてよいが，あくまでも組織学的な検証に基づくものであり，臨床成績の差として現れるかどうかは今後のさらなる報告を待たねばならない．

一方，わが国では，グラスアイオノマーセメントや「スーパーボンド C & B」(サンメディカル．以下，スーパーボンド）も逆根管充填に使われている．しかしながら，これらの歯質接着性を有する材料と MTA とを比較した研究がほとんどないため，いずれの材料がすぐれているかの評価を下すことは難しい．

Geristore というコンポジットレジンに非常に近いコンポマーと MTA を比較した研究[20]によると，この材料については MTA を越えるものではないことがわかっている．十分な乾燥が困難な環境のもとで使用しなければならないことからすれば，グラスアイオノマーセメントやレジン系材料に必ずしも期待した接着力を求められるとは限らないため，現段階では，**MTA を第一選択として用いることを推奨**したい．

8-5 MTAの充填法

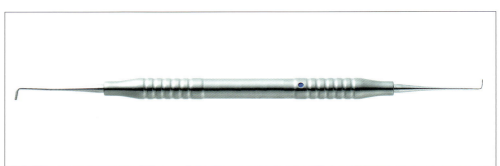

図6 マイクロプラガー（マーチン）．片側が#50，もう一方が#90の太さになっている．他にも，いくつかのメーカーから数種類のサイズのものが販売されている．

　MTAによる逆根管充填についてはCHAPTER 2で簡単に解説しているので参照されたい．ここでは，図を交えて補足説明を加える．

充填前の準備—マイクロプラガーを選択

　超音波チップを用いた逆根管窩洞の形成が終了し，切断面に問題がないことを確認した後に充填処置に移行するが，その際には，**骨窩洞内に出血がない**ことが絶対条件となる．必要があれば，止血剤を含んだガーゼを骨面に置きながら操作を行う．

　充填前の準備として，逆根管窩洞形成に使用したレトロチップの直径からマイクロプラガーを選択し，用意する（**図6**）．逆根管充填用のマイクロプラガーにはいくつかの製品があるが，窩洞形成の深さが3mmを基準としているため，長さは約3mmのものが多い．しかし，太さ（径）はさまざまなものがある（0.4mmから1.0mmまで，0.1mm間隔でラインナップされている）ため，形成した径に合ったプラガーを選択する．窩洞内でMTAを効率よくコンデンスするには，形成した径よりやや小さいプラガーが適している．プラガーの径があまり小さいと，圧接をしてもMTAがプラガーと窩壁の隙間から溢れ出て，プラガーの周りに絡みつきうまく充填ができない．

充填処置

①逆根管窩洞内の乾燥

　マイクロプラガーの選択が終われば充填処置に入るが，その前に逆根管窩洞内を可及的に乾燥することが重要である．MTAが水硬性であるとはいっても，窩洞内があまりに濡れている状況では緊密な充填が望めない．筆者らは，根管バキュームで水分を吸い上げた後，適当な太さにカットした滅菌ペーパーポイントを挿入する方法を採用している．

②MTAの水分の調整

　MTAを窩洞内に運ぶための操作に必要な器具は，CHAPTER 2で述べられているようにMTAブロックと専用キャリアである（CHAPTER 2の**図1，2**を参照）．1回に充填する量を考慮して，何度かに分けて積層していく．ただし，1回の充填処置にある程度の時間を要するため，MTAブロックの溝にいくつかのMTAを用意していても，次の充填時には乾燥していることがある．その場合は，溝に残っているMTAの表面に精製水で湿らせたガーゼなどを置き，水分を追加するとよい．逆に，水分が多くて柔らか過ぎる場合は，乾燥したガーゼでMTAの表面を拭って，水分を吸収させる．

③MTAの填入

　適度な硬さを示すタイミングをみて専用キャリアですくい取ると，キャリアの面に垂直にMTAの一塊が立った状態になるので，これを逆根管窩洞に運び，慎重に填

入する．MTA を逆根管窩洞内に填入した後，先に選択していたマイクロプラガーでゆっくりコンデンスしていく．

パサつく感じがあれば，マイクロプラガーの先端部を少し精製水で湿らせて使用する．

このようにして積層していき，逆根管窩洞内に過不足なく充填ができれば完了となる．余剰の MTA が骨内に散らばっておれば，マイクロボーンキュレットなどで慎重に除去するか，生理食塩水で洗い流す．

図7，図8に歯根端切除術の症例を示す．図9は，筆者らが歯根端切除術を行う際に使用する器具の基本セットである．

歯根端切除術の症例（1歯症例）

図7a 46歳の男性．初診時の口腔内写真．
図7b 初診時のデンタルエックス線写真．数日前から1と2に疼痛を覚え，2週間前に他院を受診．2の根尖に大きな病変があり，1も根管治療が必要だが，太くて長いメタルコアが装着されているため，両歯とも抜歯が適当との診断を受けた．抜かずに保存する可能性を求めて当院を受診．

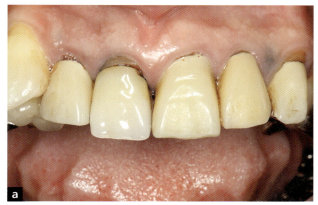
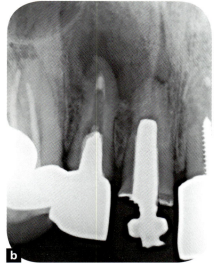

図7c1, 2 2の CBCT 写真．鼻腔底に達する大きな透過像が認められ，唇側と口蓋側の皮質骨も吸収されている．

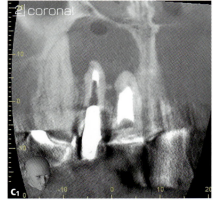
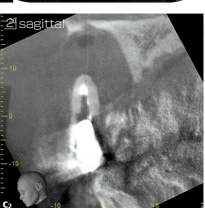

図7d 歯根端を切除した歯根断面．歯根端切除術を行う前に通常の根管治療を行い，ガッタパーチャとシーラーにて根管充填を施している．
図7e 逆根管窩洞形成．超音波レトロチップ（オブチュラスパルタン）を用いて，約3 mm の窩洞を形成する．

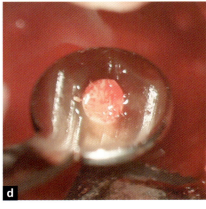
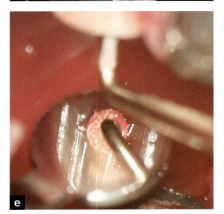

CHAPTER 8 逆根管充填

図7f 逆根管充填．「ProRoot MTA」を適切なサイズの「マイクロプラガー」（マーチン）を用いて積層充填する．

図7g 逆根管充填終了時．「ProRoot MTA」が窩洞内に過不足なく充填されていることを確認する．

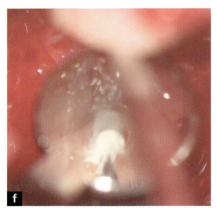
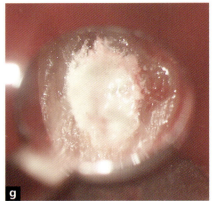

図7h MTA充填後のデンタルエックス線写真．病変部は可及的に搔把し，骨窩洞内には骨補塡材を充塡した．また，唇側と口蓋側の皮質骨欠損部には吸収性メンブレンを設置した．

図7i 術後7か月のデンタルエックス線写真．病変は治癒傾向にあると思われる．1̲は通常の根管治療を行ったが，遠心側中央部に穿孔が認められたため，「ProRoot MTA」にて根管充塡を行った．

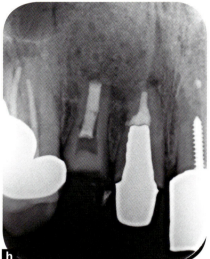
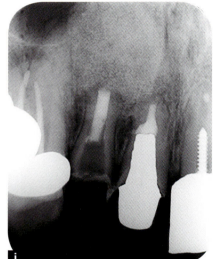

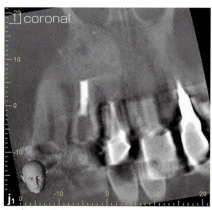
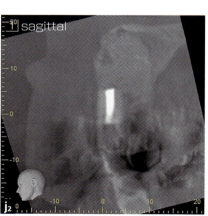
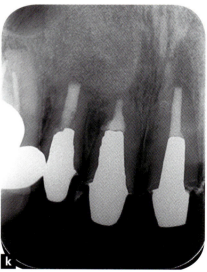

図7j1, 2 術後7か月のCBCT写真．唇側・口蓋側の骨も再生されており，根尖病変の治癒が確認できる．

図7k 術後1年のデンタルエックス線写真．メタルコア装着時．1̲，2̲ともに治癒が認められる．

PART 2　臨床テクニック

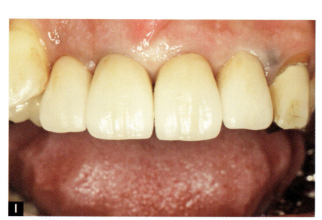
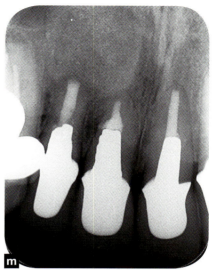

図7l　術後2年の口腔内写真.
図7m　術後2年のデンタルエックス線写真. 問題は生じていないが, 太いポストコアが装着されているため, 今後の歯根破折に注意が必要である.

歯根端切除術の症例（2歯症例）

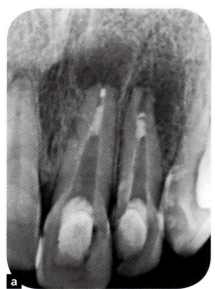

図8a　38歳の女性. 初診時のデンタルエックス線写真. 約3か月前より1⏌と2⏌に疼痛を覚え, 他院にて根管治療を行うも改善しないため, 大学病院を紹介された. その後, 根尖部が腫れたため, 何度か切開処置を受けたものの, 排膿がおさまらないとのことで, 当院を受診. 以前に歯根端切除術を受けた既往がある.

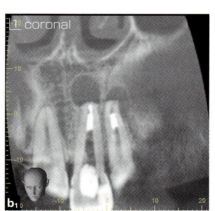
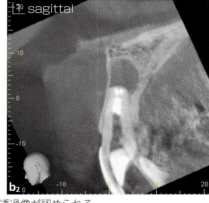

図8b1, 2　1⏌のCBCT写真. 根尖部に大きな透過像が認められる.

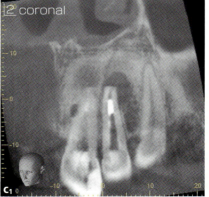
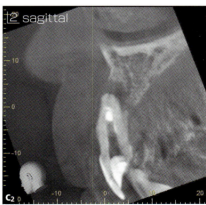

図8c1, 2　2⏌のCBCT写真. 根尖部の透過像は遠心方向に拡大しており, 唇側の皮質骨が吸収している.

CHAPTER 8　逆根管充填

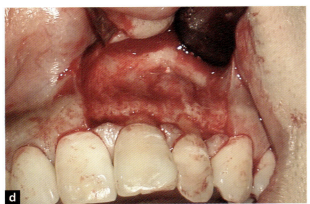

図8d　歯根端切除術時の切開線．papilla base flap を採用した．

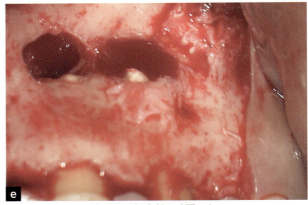

図8e　骨窩洞を形成して，根尖部を確認した．

図8f　歯根端を切除した歯根断面（中切歯）．歯根端切除術を行う前に通常の根管治療を行い，ガッタパーチャとシーラーにて根管充填を施している．

図8g　逆根管窩洞形成．「超音波レトロチップ」（オブチュラスパルタン）を用いて，約3 mmの窩洞を形成する．

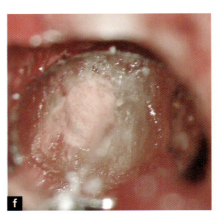
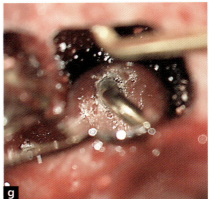

図8h　根管内のガッタパーチャが平坦になるように「マイクロプラガー」（マーチン）で均等に圧接する．

図8i　逆根管充填終了時．「ProRoot MTA」が窩洞内に過不足なく充填されていることを確認する．

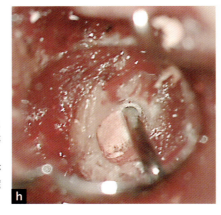
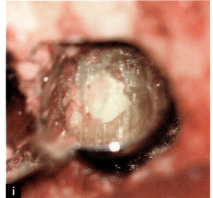

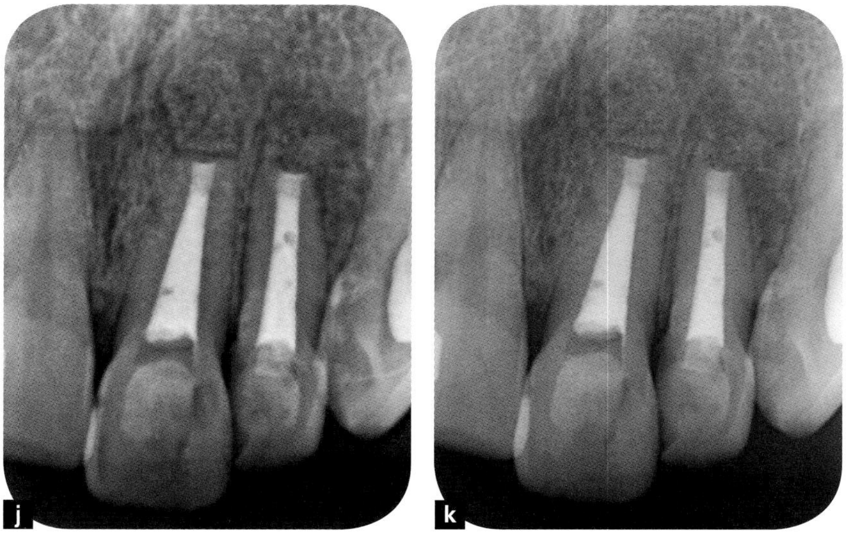

PART 2　臨床テクニック

図8j　MTA充填後のデンタルエックス線写真．骨窩洞内には骨補塡材を充塡した．
図8k　術後8か月のデンタルエックス線写真．根尖周囲組織の治癒が確認できる．

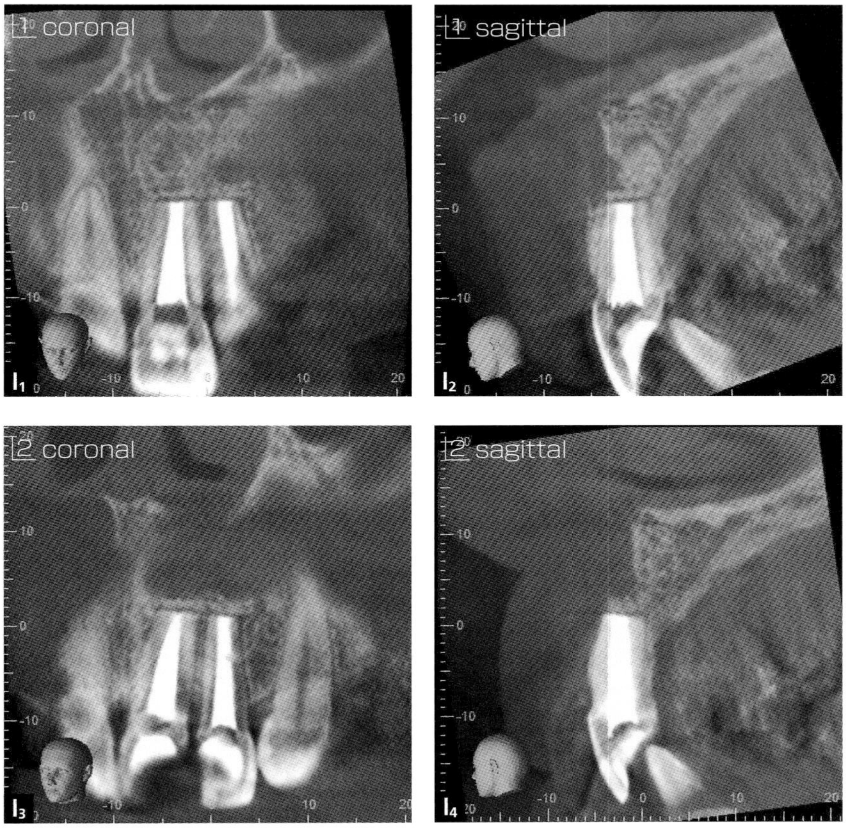

図8l₁～₄　術後8か月のCBCT写真．唇側に一部透過像がみられるが，根尖部周囲には十分な骨形成が認められる．

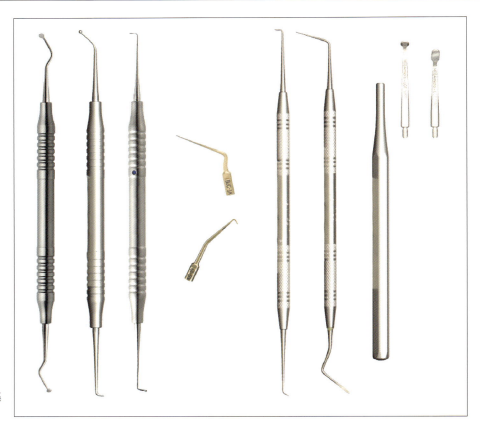

図9 歯根端切除術に用いる器具の基本セット（5-D バージョン）．

参考文献

1. Noiri Y, Ehara A, Kawahara T, Takemura N, Ebisu S. Participation of bacterial biofilms in refractory and chronic periapical periodontitis. J Endod 2002; 28: 679-683.
2. Noguchi N, Noiri Y, Narimatsu M, Ebisu S. Identification and localization of extraradicular biofilm-forming bacteria associated with refractory endodontic pathogens. Appl Environ Microbiol 2005; 71: 8738-8743.
3. Ozok AR, Person IF, Huse SM, Keijser BJ, Wesselink PR, Crielaard W, Zaura E. Ecology of the microbiome of the infected root canal system: a comparison between apical and coronal root segments. Int Endod J 2012; 45: 530-541.
4. Nair P, Pajarola G, Schroeder H. Types and incidence of human periapical lesions obtained with extracted teeth. Oral Surg Oral Med Oral Pathol Oral Radiol Endod 1996; 81: 93-102.
5. Ricucci D, Siqueira FJ Jr. Biofilm and apical periodontitis: Study of prevalence and association with clinical and histopathologic findings. J Endod 2010; 36: 1277-1288.
6. Kim S, Pecora G, Rubinstein R. Color atlas of microsurgery in endodontics. Philadelphia; WB Saunders, 2001.
7. Setzer FC, Shah SB, Kohli MR, Karabucak B, Kim S. Outcome of endodontic surgery: a metaanalysis of the literature part 1: Comparison of traditional root-end surgery and endodontic microsurgery. J Endod 2010; 36: 1757-1765.
8. Tsesis I, Rosen E, Schwartz-Arad D, Fuss Z. Retrospective evaluation of surgical endodontic treatment; traditional versus modern technique. J Endod 2006; 32: 412-416.
9. Tsesis I, Faivishevsky V, Kfir A, Rosen E: Outcome of surgery endodontic treatment performed by a modern technique: a meta-analysis of literature. J Endod 2009; 35: 1505-1511.
10. Rubinstein RA, Kim S. Short-term observation of the results of endodontic surgery with the use of surgical operation microscope and Super-EBA as root end filling materials. J Endod 1999; 25: 43-48.
11. Rubinstein RA, Kim S. Long-term follow-up of cases considered healed one year after apical microsurgery. J Endod 2002; 28: 378-383.
12. Velvart P, Peters CI. Soft tissue management in endodontic surgery. J Endod 2005; 31: 4-16.
13. Velvart P. Papilla base incision: a new approach to recession-free healing of the interdental papilla after endodontic surgery. Int Endod J 2002; 35: 453-460.
14. Gilheany PA, Figdor D, Tyas MJ. Apical dentin permeability and microleakage associated with root end resection and retrograde filling. J Endod 1994; 20: 22-26.
15. Kim S, Kratchman S. Modern endodontic surgery concepts and practice: a review. J Endod 2006; 32: 601-623.
16. Bozeman TB, Lemon RR, Eleazer PD: Elemental analysis of crystal precipitate from gray and white MTA. J Endod 2006; 32: 425-428.
17. Yan P, Peng B, Fan B, Fan M, Bian Z. The effects of sodium hypochlorite(5.25%), chlorhexidine(2%), and Glyde File Prep on the bond strength of MTA-dentin. J Endod 2006; 32: 58-60.
18. Torabinejad M, Pitt Ford TR, McKendry DJ, Abedi HR, Miller DA, Kariyawasen SP. Histologic assessment of mineral trioxide aggregate as a root-end filling in monkeys. J Endod 1997; 23: 225-228.
19. Torabinejad M, Hong CU, Lee SJ, Monsef M, Pitt Ford TR. Investigation of mineral trioxide aggregate for root end filling in dogs. J Endod 1995; 21: 603-608.
20. Tawil PZ, Trope M, Curran AE, Caplan DJ, Kirakozova A, Duggan DJ, Teixeira FB. Periapical microsurgery: an in vivo evaluation of endodontic root-end filling materials. J Endod 2009; 35: 357-362.

CHAPTER 9

内部吸収・外部吸収の治療

歯根吸収は，根管内面の象牙質壁面から起こる「内部吸収」と，歯根表面から起こる「外部吸収」に大別される．どちらの吸収も確定的な原因はないものの，いったん吸収が起こると適切に対処しないと，抜歯に至る可能性を有した疾患である．従来は，水酸化カルシウムを用いて吸収抑制が図られてきたが，その後の充填処置に苦慮することが常であった．近年，それらの問題を解決するうえで MTA が有用であると期待されている．

「内部吸収」の報告は，古くは1830年初頭にすでになされている[1]ものの，発生は外部吸収に比べて稀である．根管中央部から根尖部1/3の範囲に発生しやすく，根管象牙質と象牙細管の進行的な破壊が認められる．吸収された歯根の空間は，肉芽組織か，骨様またはセメント様硬組織で満たされている[2]．有病率としては，女性より男性のほうが多く，上顎切歯に多い[3]．ただし，原因はまだ完全に解明されておらず[4]，また臨床的診断に困難をともなう場合がある．

一方の「外部吸収」には，表面吸収，炎症性吸収，置換性吸収などがあり[5]，また，根尖部や歯頸部に特異的に発生する場合もある．本 CHAPTER では歯頸部の外部吸収を中心に解説するが，根尖部でよくみられる炎症性吸収については CHAPTER 4 に記述しているので，そちらを参照されたい．

9-1 内部吸収の病態と病因論

内部吸収の原因

内部吸収は，外傷，う蝕，歯周病，有髄歯形成時の火傷，水酸化カルシウム製剤の使用，バイタルルートリセクション(生活歯根切断)，アナコレーシス(血行感染)，矯正治療，クラック，正常歯髄の特発性異栄養性変化など，さまざまな原因により発生するとされているが，Calixskan と Turkun[3]は，そのなかでも外傷によるものが多いと報告している．また，Wedenberg と Lindskog[6]は，内部吸収には**一過性タイプ**と**進行タイプ**があり，一過性タイプでは過度の吸収に至ることは少なく，歯髄や象牙細管に細菌の侵入が起こった場合に進行タイプへと変化すると述べている．

侵襲を受けた歯髄に対して治療を行わないと，歯髄腔は炎症性線維組織で満たされ，やがて壊死へと移行し，根尖病変を発生させる．歯髄腔内での吸収は，単球から分化した破歯細胞によるものであるが，最近の研究では，歯髄内に存在し，破骨前駆細胞として機能する可能性を有している樹状細胞[7]の関与も考えられている．

内部吸収の組織学的特徴

　内部吸収が起こっている歯髄組織には，リンパ球，マクロファージ，好中球が多く分布し，病変部に隣接する象牙細管や歯冠側歯髄の壊死部分に細菌がみられる．病変部の肉芽組織中の血管は，正常歯髄に比べて少ない．また，病変部には，多数の破歯細胞が存在し，プレデンティン（象牙前質）や象牙芽細胞が欠落している．さらに，骨やセメント質に類似した異形成硬組織がみられるのもユニークな点である．

　この異形成硬組織の堆積メカニズムには2つの仮説がある．1つは，根尖に存在する歯髄幹細胞が吸収された組織を修復する際に発生した，という説である[6]．これは，マクロファージ様細胞が歯髄に侵入した後に派生した異形成組織と類似している．そして，もう1つの説は，歯髄由来細胞によるものではなく，歯根膜や血管組織構造体からの転生によって肉芽組織や異形成硬組織の堆積が生じるとするものである[8]．

内部吸収の進行パターン

　内部吸収には**炎症性**と**置換性**の2通りの進行パターンがある．

　炎症性の内部吸収は，通常は無症状で進行し，穿孔や膿瘍が発症して気づく場合が多い．吸収窩より歯冠側の歯髄に壊死が起こっても，吸収窩より歯根側の歯髄は壊死していないため，臨床症状が発現しないからである．ただし，このような状態になると歯冠部がピンク色に見え，この現象は Mummery のピンクスポット[9]として知られている．

　置換性の内部吸収は，歯冠部や歯根部にまで吸収が広がり，穿孔を起こしていても EPT（電気歯髄診）や温熱診に反応し，症状も無症状に進行する．慢性の不可逆性歯髄炎や歯髄の部分壊死のような緩徐な刺激が歯髄に起こると発生するといわれている[8]．

9-2 外部吸収の病態と病因論

　外部吸収には，表面吸収，炎症性吸収，置換性吸収などがある．**表面吸収**は外傷後の一過性の吸収で，多くの場合，完全にあるいは部分的に修復されるため，治療は必要としない．**炎症性吸収**は，歯根に広範囲の損傷が起きた場合に，根管内の細菌が象牙細管を通じて歯根表面に到達し，そこで炎症が惹起されることで発生する．吸収の速度は年齢に関係なく，きわめて速いことが特徴である．**置換性吸収**は，歯根膜の損傷を受けた歯根表面と骨組織が接することで，歯根表面が骨のリモデリングに取り込まれて引き起こされる．吸収の速度は生体のリモデリングの速さに比例すると考えられ，子供では速く，大人では緩慢である．

　また，発生部位が特異的な外部吸収として，根尖部でのトランジェントアピカルブレイクダウンと，歯頸部の侵襲性吸収がある．**トランジェントアピカルブレイクダウン**は非感染性の一過性歯根吸収であり，歯根完成後に外傷を受けた場合にみられる．歯冠部が変色し，初期にはEPT（−）となるが，その後は正常反応となり，変色も徐々に解消される．一方，**歯頸部の侵襲性吸収**は，主に歯列矯正，外傷，歯の漂白が原因で起こるとされている．歯冠方向と根尖方向に吸収が拡がるが，象牙前質が破歯細胞に抵抗する保護層となるため，歯髄には達しない．組織学的には，線維性組織の塊が吸収窩に存在し，象牙質に面して破歯細胞がみられる．また，炎症性細胞はみられない．

9-3 内部吸収と外部吸収の鑑別診断

　内部吸収と外部吸収の鑑別は困難な場合があり，注意が必要である．内部吸収により歯髄が部分壊死している場合は，歯髄炎症状を訴えることもある．しかし，吸収が進行し，歯髄全体が壊死を起こすと，根尖性歯周炎の症状を呈してくる．また，穿孔や慢性歯周膿瘍が生じ，瘻孔がみられる場合もある．歯冠部がピンク色に変色し，Mummery のピンクスポットが発見されることもあるが，ピンクスポットそのものは歯頸部の侵襲性吸収にも多くみられる特徴でもあり[9]，この変色は鑑別の手がかりにはならない．

　エックス線写真所見では，内部吸収が楕円形や卵円形をしているのに対して[10]，外部吸収は境界が不明瞭で対称性ではない[11]．**エックス線写真撮影をする際は，吸収部を三次元的に把握するために，正放線投影に加えて，近遠心からの偏心撮影を行なう．バッカルオブジェクトルール**（偏心撮影すると，頰側に存在する物体は，舌側に存在する物体に比べて移動しやすいという現象）により，病変がほとんど移動しなければ，内部吸収の可能性が高い．しかし近年では，CBCT により正確な鑑別診断が可能であるとの報告もある[12,13]．

　歯頸部の外部吸収に関しては，感染がなければ無症状で進行し，特徴的な所見を示さない場合もある．進行すると，歯冠部に起こるピンクスポットとエックス線写真所見により歯頸部病変が確認できる（**図1a, b**）．鑑別診断で注意すべきなのは，歯頸部う蝕との判別である．**プロービング時にスティッキー感がある場合はう蝕であり，固い感覚があり，出血しやすい場合は外部吸収**である．また，前述のように，偏心でのエックス線撮影を行い，バッカルオブジェクトルールに基づいて，**病変の位置がほとんど変化しない場合は内部吸収**であり，**移動する場合は外部吸収**と判断するが，歯頸部付近のエックス線写真のバーンアウト（画像消失）は，吸収像と類似していることもあるので，注意を要する．

歯頸部外部吸収症例

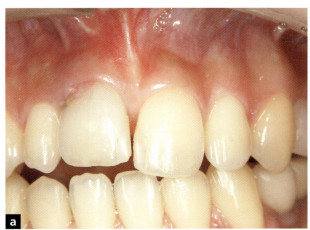

図1a　1⏌の歯頸部に Mummery のピンクスポットがみられる．

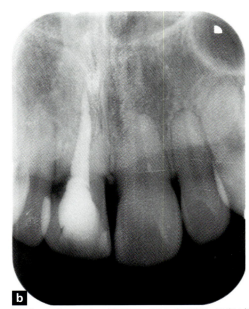

図1b　同デンタルエックス線写真．遠心歯頸部に吸収が認められる．

CHAPTER 9 内部吸収・外部吸収の治療

9-4 内部吸収と外部吸収の治療方法

内部吸収では，一般的に水酸化カルシウムの貼付により吸収を抑制することが行われるが，穿孔が起こっている場合にはどのようにして根管充填を行うのかが課題となる．また，外部吸収でも，水酸化カルシウムにより進行を抑制し，その後根管充填を行うが，治療期間が長くなることや根尖部封鎖の不確実さが問題となっている．そこで，これらを解決できる可能性がある材料としてMTAが注目されている．以下にMTAを用いた治療例を紹介する．

内部吸収の治療

内部吸収の治療では通常の根管治療を施すが，吸収部やその周辺の複雑な根管系に対して，超音波装置に専用のファイル形状の超音波チップを装着し，器械的拡大を行うと効率的である．化学的洗浄では，有機質を溶解さ

内部吸収と穿孔をともなった症例

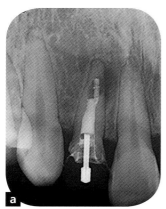

図2a 31歳の女性．初診時のデンタルエックス線写真．2に内部吸収が認められる．

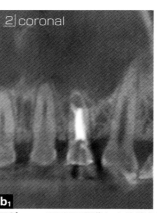
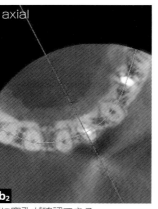
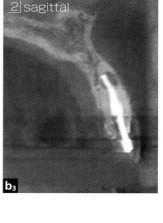

図2b₁~₃ CBCT画像により遠心側に穿孔が確認できる．

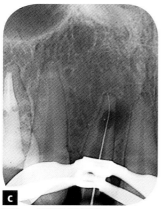

図2c 根管治療を開始．

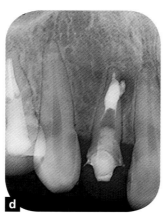

図2d 「ProRoot MTA」にて根管充填．

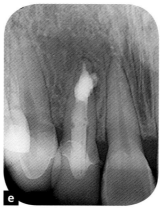

図2e 術後6か月のデンタルエックス線写真．

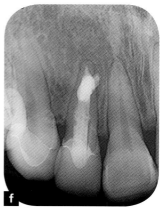

図2f 術後1年のデンタルエックス線写真．病変の治癒が確認できる．

内部吸収と根尖病変をともなった症例

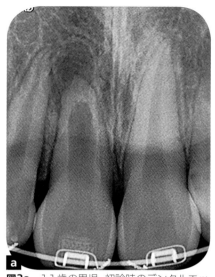

図3a 11歳の男児．初診時のデンタルエックス線写真．1|に内部吸収と根尖病変が確認できる．

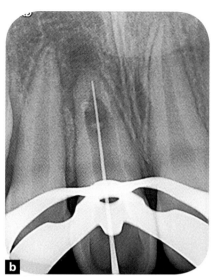

図3b 根管治療を開始．

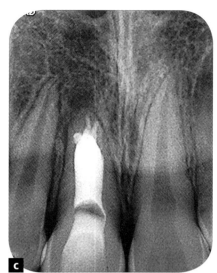

図3c 「ProRoot MTA」にて根管充填．

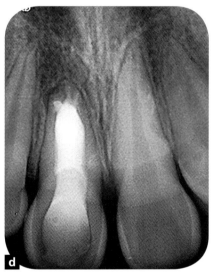

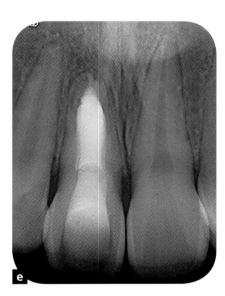

図3d 術後2年のデンタルエックス線写真．根尖病変は治癒傾向を示している．
図3e 術後4年のデンタルエックス線写真．病変の治癒が確認できる．

せるために次亜塩素酸ナトリウム溶液を用い，無機質溶解を目的としてEDTAを使用する．根管貼薬には，水酸化カルシウム製剤を用いる．根管充填は，流動性のある材料にて行うべきであり，Gencogluら[14]は，「オブチュラ」や「マイクロシールコンデンサー」を用いた充填法のほうが，「サーマフィル」や「ソフトコアーシステム」を用いた充填法や側方加圧根管充填法よりも，吸収窩の緊密な充填には有利であると報告している．Goldmanら[15]も，「オブチュラ」を用いた充填は，側方加圧根管充填法や「サーマフィル」，あるいはハイブリッドテクニックによる充填よりも，効率よく充填が可能であると結論づけている．しかし，穿孔を有する内部吸収には，MTAの高い封鎖性による良好な成績が報告されている[16,17]（**図2，3**）．

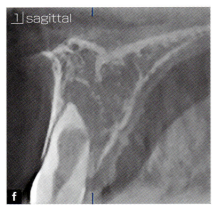
図3f 治療前のCBCT画像により口蓋部に穿孔が認められた.

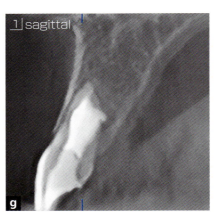
図3g 術後2年のCBCT画像.

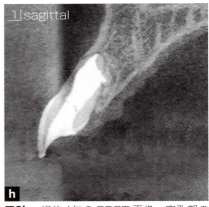
図3h 術後4年のCBCT画像. 穿孔部の透過像も完全に消失し, 治癒が確認できる.

外部吸収の治療

Heithersay[18]は歯頸部吸収を4つに分類し(**図4**), そのタイプごとに治療方法を示している. Class Iは, 歯頸部に限局した小さな吸収, Class IIは, 歯冠部に限局した境界明瞭な吸収で, 歯根部には及んでいないもの, Class IIIは, 歯冠部および歯根部1/3に及ぶ吸収, Class IVは, 歯根部1/3を超える大きな吸収である. Class I〜IIIは治療可能であるが, Class IVは治療が困難で予後が悪いため, 無症状であれば治療は行なわず, 放置するか抜歯を選択するほうがよいかもしれないとしている.

治療は, トリクロル酢酸を用いて吸収性組織を機械化学的に除去し, グラスアイオノマーセメントで充填する. 急性症状を有する場合や吸収が著しい場合は, 抜髄を行う. 近年では, 充填材として光硬化型グラスアイオノマーセメントやMTAの使用が推奨されている. **図5a〜d**に外部吸収の治療例を紹介する.

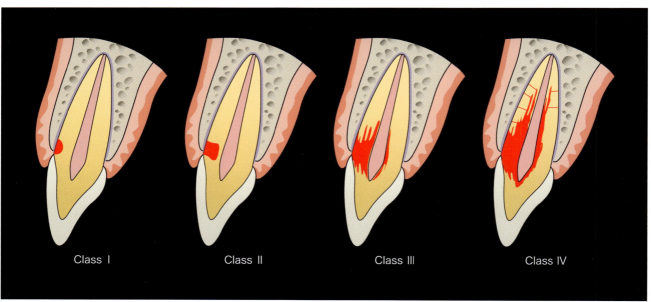
図4 Heithersayによる歯頸部吸収の分類.

外部吸収症例

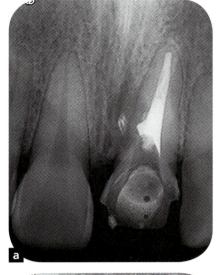
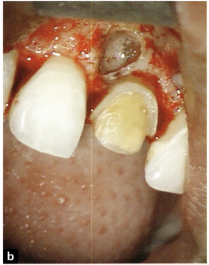
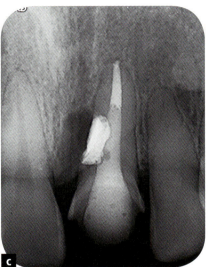
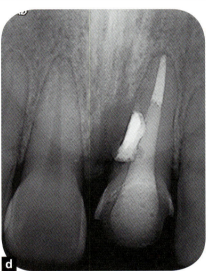

図5a 27歳の男性．漂白開始直後に歯肉腫脹と疼痛を認めたとのことで，近医からの紹介にて来院．初診時のデンタルエックス線写真．近心側に外部吸収を認める．

図5b 歯肉を切開して確認したところ，近心部に吸収がみられる．

図5c 「ProRoot MTA」にて充填．
図5d 術後3か月のデンタルエックス線写真．治癒傾向を示している．

参考文献

1. Bell T. The anatomy, physiology, and disease of the teeth. Philadelphia: Carey and Lee Publishing; 1830. 171-172.
2. Lyroudia KM, Dourou VI, Pantelidou OC, Labrianidis T, Pitas IK. Internal root resorption studied by radiography, stereomicroscope, scanning electron microscope and computerized 3D reconstructive method. Dent Traumatol 2002; 18: 148-152.
3. Caliskan MK, Turkun M. Prognosis of permanent teeth with internal resorption: a clinical review. Endod Dent Traumatol 1997; 13: 75-81.
4. Levin L, Trope M. Root resorption. In: Hargreaves KM, Goodis HE, eds. Seltzerand Bender's dental pulp. Chicago: Quintessence Publishing Co Inc; 2002: 425-448.
5. Patel S, Pitt Ford T. Is the resorption external or internal? Dental Update 2007; 34: 218-229.
6. Wedenberg C, Lindskog S. Experimental internal resorption in monkey teeth. Endod Dent Traumatol 1985; 1: 221-227.
7. Speziani C, Rivollier A, Gallois A, et al. Murine dendritic cell transdifferentiation into osteoclasts is differentially regulated by innate and adaptive cytokines. Eur J Immunol 2007; 37: 747-757.
8. Stanley HR. Diseases of the Dental Pulp. In: Tieck RW, ed. Oral Pathology. New York: McGraw Hill Co, 1965.
9. Mummery JH. The pathology of pink spots on teeth. Br Dent J 1920; 41: 301-311.
10. Wedenberg C, Zetterqvist L. Internal resorption in human teeth: a histological, scanning electron microscopic and enzyme histochemical study. J Endod 1987; 6: 255-259.
11. Patel S, Kanagasingham S, Pitt Ford T. External cervical resorption: a review. J Endod 2009; 35: 616-625.
12. Cohenca N, Simon JH, Marhtur A, Malfaz JM. Clinical indications for digital imaging in dento-alveolar trauma: part 2: root resorption. Dent Traumatol 2007; 23: 105-113.
13. Cotton TP, Geisler TM, Holden DT, Schwartz SA, Schindler WG. Endodontic applications of CBCT. J Endod 2007; 9: 1121-1132.
14. Gencoglu N, Yildrim T, Garip Y, Karagenc B, Yilmaz H. Effectiveness of different gutta-percha techniques when filling experimental internal resorptive cavities. Int Endod J 2008; 41: 836-842.

15. Goldman F, Massone EJ, Esmoris M, Alfie D. Comparison of different techniques for obturating experimental internal resorptive cavities. Endod Dent Traumatol 2000; 16: 116-121.
16. Hsien H-C, Cheng Y-A, Lee Y-L, Lan W-H, Lin C- P. Repair of perforating internal resorption with mineral trioxide aggregate: a case report. J Endod 2003; 29: 538-539.
17. Jacobowitz M, de Lima RK. Treatment of inflammatory internal root resorption with mineral trioxide aggregate: a case report. Int Endod J 2008; 41: 905-912.
18. Heithersay GS. Invasive cervical resorption. Endod Topics 2004; 7: 73-92.

さくいん

A・B・C
AAEによる破折の分類 **97, 98**
BioMTA セメント **18, 35, 37, 38, 39, 64, 67, 68, 91**
BL コンデンサー **22**
C 字根 **70**
Ca 徐放能 **10**
C-R シリンジ **58**
cracked tooth **97**
craze lines **97**

D・E・F
Danger Zone **74**
Dycal **10**
EDTA **53**
fracture cusp **97**

H・I・J
Heithersay による歯頸部吸収の分類 **122**
IRM **10**
J シェイプ像 **101**

L・M・N
Lawaty テクニック **52**
LM アルテコンデンサー **46**
Luebke-Ochsenbein flap **107**
MTA アピカルプラグ **51**
MTA アンジェラス **16, 37, 38**
MTA アンジェラス HP **17**
MTA キャリア **21, 23**
MTA の欠点 **37**
MTA の利点 **37**
MTA フィラペックス **19**
MTA フォーマー **50, 95**
MTA プラス **18**
MTA ブロック **21, 23, 50, 95**
MTA を用いたアペキシフィケーションの術式 **95**
Mummery のピンクスポット **118, 119**
NEX MTA セメント **16**

O・P・R
OK マイクロエキスカ **94**
one visit apexification **91**
papilla base flap **107, 108**
periapical true cyst **105**
ProRoot MTA **8, 31, 37, 38, 39, 55, 56, 63, 64, 68, 71, 72, 73, 75, 76, 78, 92, 102, 103, 112, 114, 120, 121, 123**
ProRoot MTA（White） **16**
rectangular and trapezoidal flap **107**

S・T・V
S コンデンサー **22**
split tooth **97**
submarginal flap **107**
Super EBA **10**
TMR-MTA セメント **19**
triangular flap **107**
vertical root fracture **97**

あ
アキュドースニードルチューブ **58**
アクセスキャビティプレパレーション **74**
アタッチメントロス **100**
アナコレーシス **117**
アピカルパーフォレーション **77**
アピカルプラグ **50**
アピカルプラグの厚み **53**
アペキシフィケーション **82, 86, 90**
アペクソジェネシス **82, 86, 87**
アマルガム **109**
アンギュレーション **62**
イスムス **108**
一部化膿性歯髄炎 **33**
一部漿液性歯髄炎 **33**
一過性タイプ **117**
インクリネーション **62**
ウェッジ **101**
う蝕の除去 **44**
エムドゲインゲル **67**
炎症性吸収 **118**
炎症性の内部吸収 **118**
エンドセム MTA **17, 37**
エンドセム MTA premixed **17**
大きな露髄 **34**
オープンアペックス **49**

か
外傷 **87, 117**
外部吸収 **117, 118**
外部吸収の治療 **122**
画像消失 **119**
乾燥綿球 **23**
機械的強度 **10**

逆根管窩洞形成用超音波チップ 24
キャビティコンディショナー 58
強化型酸化亜鉛ユージノールセメント 109
グラスアイオノマーセメント 109
クラックドトゥース 97, 101
クリアフィルメガボンド FA 30
クレイズライン 97, 100
血行感染 117
硬化機序 9
抗菌性 14
口腔外接着再建・再植法 101
硬組織誘導能 12
咬頭破折 97, 100, 101
根尖部付近の穿孔 60, 77
根未完成歯 49, 82

さ

細胞毒性 11
酸化ビスマス 8, 11, 16
歯頸部断髄 34
歯頸部の侵襲性吸収 118
歯頸部付近の穿孔 60, 62
止血の可否 45
歯根端切除術 77, 78, 106
歯根端切除術に用いる器具 116
歯髄壊死 33, 47
歯髄炎のステージと歯髄保存の可能性 43
歯髄腔の狭窄 70
歯髄結石 70
歯髄の色調 44
歯髄の生活度 29
ジップ 77
滲出液 49
水酸化カルシウム試薬 36
水酸化カルシウム 41

髄床底の穿孔 60, 70
垂直性歯根破折 97, 100, 101
水分の調整 23
スーパーボンド C & B 60, 65, 66, 73, 79, 83, 109
スーパーボンドマイクロシリンジ 79
ストリップパーフォレーション 74, 76
ストレートラインアクセス 74
スプリットトゥース 97, 101
生活歯根切断 117
生体親和性 11
生物学的封鎖 60
接着性レジン 41
セラカル LC 18
穿孔の分類 60
全部性歯髄炎 33
造影性 11
象牙前質 118
操作時間 20
操作性 20, 46
組成 8

た

ダイカル 36, 90
タングステン酸カルシウム 17
断髄 34
小さな露髄 34
置換性吸収 118
置換性の内部吸収 118
中心結節の破折 88
超音波チップ 102, 103
超音波レトロチップ 111, 114
直接覆髄の術式 46
直接覆髄の予後 33
直接覆髄 34
電気的根管長測定器 61

樋状根 49, 70
特発性異栄養性変化 117
トランジェントアピカルブレイクダウン 118

な

内部吸収 117
内部吸収の治療 120
難治性根尖性歯周炎の原因 105
ニエットキャリア 21, 22, 46

は

パーフォレーション 49
バーンアウト 119
バイタルルートリセクション 117
バッカルオブジェクトルール 119
ハロー像 101
半月状切開 107
ビタペックス 36, 61, 69, 77, 80, 81, 83, 85, 90
表面吸収 118
フィン 108
フジアイオノマータイプⅡ LC ブルー 58
物理的封鎖 60
プレデンティン 118
分枝と副根管の発生頻度 106
米国歯内療法学会による破折の分類 97, 98
ペーパーポイント 23
ヘミセクション 101
ヘルトヴィッヒの上皮鞘 86
変異原性 11
便宜形態 74
変色 37
細い根管 52
ポゾラン 17
ポルトランドセメント 16

ま

マイクロクラック **108**
マイクロコンデンサー **24**
マイクロプラガー **110, 112, 114**
マイクロボーンキュレット **111**
マイクロリーケージ **32, 33, 47**
メチレンブルー溶液 **100, 108**

や

溶解性 **10**

ら

ライフ **36, 90**
らっぱ銃 **90**
ルートアンプテーション **101**
レジン添加型グラスアイオノマーセメント **57**
瘻孔 **90**
露髄の大きさ **44**

わ

ワン・ビジット・アペキシフィケーション **91**
湾曲歯根内側面の穿孔 **60, 74**

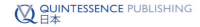

検証 MTA
マテリアルと臨床テクニックのすべて

2018 年 2 月10日　　第 1 版第 1 刷発行
2022 年 4 月10日　　第 1 版第 3 刷発行

編　著　福西一浩 / 今里　聡

発 行 人　北峯康充

発 行 所　クインテッセンス出版株式会社
　　　　　東京都文京区本郷 3 丁目 2 番 6 号　〒113-0033
　　　　　クイントハウスビル　電話(03)5842-2270(代表)
　　　　　　　　　　　　　　　(03)5842-2272(営業部)
　　　　　　　　　　　　　　　(03)5842-2275(編集部)
　　　　　web page address　https://www.quint-j.co.jp/

印刷・製本　横山印刷株式会社

Ⓒ2018　クインテッセンス出版株式会社　　　　禁無断転載・複写
Printed in Japan　　　　　　　　　　　　落丁本・乱丁本はお取り替えします
ISBN978-4-7812-0604-2　C3047　　　　　定価はカバーに表示してあります